肢体不自由児、
病弱・身体虚弱児教育のための

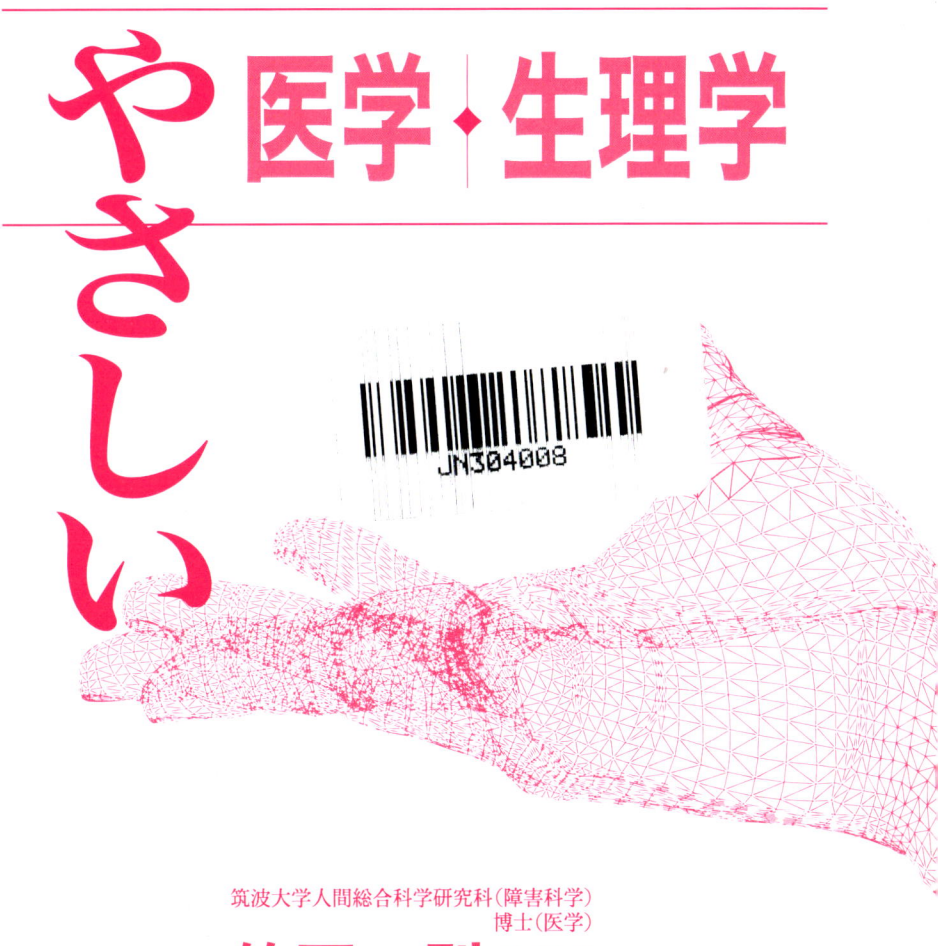

やさしい医学・生理学

筑波大学人間総合科学研究科（障害科学）
博士（医学）
竹田一則［著］

ジアース教育新社

肢体不自由児、
病弱・身体虚弱児教育のための
やさしい医学・生理学

目　次

まえがき ……………………………………………………………… 6

第1章　肢体不自由とは ……………………………………… 9
NOTE−1 「縄文時代の肢体不自由と介護」 12

第2章　肢体不自由を理解するための骨・筋の生理学
……………………………… 15
① 骨の生理学　16
　1 人間の骨格／**2** 骨の主な機能とその化学的成分／
　3 骨のマクロの形態／**4** 骨のミクロの構造／**5** 骨の代謝とホルモン
② 骨格筋の生理学　26
　1 筋の分類と骨格筋のマクロの形態／**2** 骨格筋のミクロの構造／
　3 骨格筋の収縮のメカニズム／**4** 骨格筋の収縮のエネルギー
NOTE−2 「ヒトの骨格は進化の頂点か？」 24
NOTE−3 「清水に参れる女子、前の谷に落ち入りて死なざりし語」 25
NOTE−4 「一流のスポーツ選手と骨格筋の特徴」 39

第3章　神経系と運動のコントロール ……………………… 43
① 脳の構造と機能　44
　1 大脳／**2** 脳幹
② 錐体路と錐体外路　48
　1 錐体路(pyramidal tract)／**2** 錐体外路(extrapyramidal tract)
③ 錐体路、錐体外路の障害　51
NOTE−5 「機械工学の頂点"手"」 53

第4章　肢体不自由の原因疾患 ………………………… 55
① 脳性麻痺　56
　■1 脳性麻痺とは／■2 脳性麻痺の原因／■3 脳性麻痺の分類／
　■4 脳性麻痺の合併症
② その他の肢体不自由の原因　64
　■1 進行性筋ジストロフィー／■2 骨形成不全症
　NOTE－6「胎児性水俣病と脳性麻痺」　63

第5章　病弱、身体虚弱とは ………………………… 69
　NOTE－7「病める子」　73

第6章　病弱、身体虚弱の原因疾患 ………………………… 75
① アレルギー疾患　76
　■1 アレルギーとは／■2 気管支喘息／■3 アトピー性皮膚炎／
　■4 食物アレルギー
② 肥　満　87
③ 血　液・腫瘍疾患　91
④ 腎疾患（ネフローゼ症候群）　93
⑤ てんかん　95
　■1 てんかんの定義と分類／■2 主なてんかんの発作型／
　■3 てんかん発作時の処置と対応
⑥ 心身症　100
⑦ 重度・重複障害　102
　■1 重度・重複障害児と重症心身障害児（者）／
　■2 重度・重複障害児への医療的対応
　NOTE－8「小児喘息はなぜ増えている？」　86
　NOTE－9「肥満の女」　90

まえがき

　生理学（physiology）とは本来、生命現象の機序を研究する自然科学のことであるが、近代以降は人体を中心としてその生命の原理を追求する基礎医学の一分野と捉えられ、医学はそれらの知見をヒトの疾病の病態理解や治療に応用する学問として発展した。

　ところで、障害児に対する特別支援教育を専門とする者にとって、医学・生理学を理解する意義はどこにあるのだろうか。医学は様々な障害の原因を探索し、予防が可能なものは予防策を講じ、回復可能なものであれば限りなく正常な機能に回復させ、少しでもその人のＱＯＬ（quality of life）を向上させることを目指して進歩してきた。一方、障害児に対する特別支援教育は、個々人に対する教育的アプローチにより今ある能力を最大限伸ばし、どの様な種類や程度の障害を持った小児においても、その児にとってより良い日常の状態を実現することを究極の目的としている。すなわち医学的治療か教育的介入かといった手段の違いはあるものの、両者の目指すものは全く同じである。

　医学的治療は人体の構造や機能、疾病のメカニズムを理解しなければ、それを上手く行うことは不可能である。同様に障害児に対する教育的介入においても、原因の医学・生理学的理解が無ければ、正しい手段の選択や適切な評価を行うことはできない。特別支援教育を行う専門家がエビデンスに基づいたより質の高い効果的な援助を行う上で、対象となる障害の病態を十分に理解していることは、どのような障害分野においても必要不可欠な前提条件であり、それ

それの分野の専門性を将来的により発展させていく上でも意義のあることである。

　本書はこういった観点を踏まえ、肢体不自由、病弱・身体虚弱児教育を目指す、大学生、大学院生、現職の教員の方々を対象とし、これらの障害に関する基本的な病態を、医学・生理学の視点から理解することを到達目標とする。

　構成上の工夫としては、大学の教科書として利用できるよう、半期の講義時間で十分に消化できる内容に収め、専門用語に英語を併記するなどの配慮をした。また、各章末にはキーワード、要約（サマリー）および基本問題をつくり、理解度の確認ができるようにした。なお、基本問題の答えは特に用意していないが、本書をよく読んでいただければ導き出せる。

　また、各所に「NOTE」として関連した話題を提供したので、コーヒーブレイクとしてお読みいただきたい。

　本書が障害児に対する特別支援教育を目指す学生のみなさんや、日々の実践で、こどもの成長を強く願いながら特別支援教育に情熱を注いでいる第一線の現場の先生方に僅かでも寄与することができれば、筆者の望外の喜びである。本書を草するにあたり、多くの方々からご教示やご助言を賜った。また株式会社　ジアース教育新社には、本書の構成も含め大変お世話になった。ここに記して感謝を申し上げる次第である。

2008年3月　著者　竹田　一則

第 1 章

肢体不自由とは

第1章 肢体不自由とは

　本章では「肢体不自由」という言葉の定義、およびその原因について歴史的な変遷を振り返り、その概念を説明する。また、現在肢体不自由の原因となっている疾患について概観する。

　「肢体不自由児」という語は、1929（昭和4）年に高木憲次博士により「四肢・体幹に障害があり、将来、そのままでは生業を営む上で、支障をきたすおそれのある児童」という概念で定義づけられたものであり、そのころより運動機能に障害を持つ者が医学的・教育的アプローチの対象としてとらえられるようになった。
　第二次世界大戦終結の頃までは、肢体不自由児の原因疾患としては脊髄性小児麻痺（ポリオ）と脳性麻痺が二つの大きな原因であり、また年長児の先天性股関節脱臼や骨関節結核なども、小児の運動器疾患の中で長期の治療を要する代表的疾患であった。その後、ポリオはワクチンの開発により、また年長児の先天性股関節脱臼や骨関節結核は早期診断の普及や抗生物質による治療法の進歩により著しい減少をみた。
　2002（平成14）年4月に改正された「就学基準及び就学手続き」に関する「学校教育法施行令」では、「肢体不自由者」とは「肢体不自由の状態が補装具

第1章 肢体不自由とは

によっても歩行、筆記等日常生活における基本動作が不可能又は困難な程度のもの」あるいは「肢体不自由の状態が前号に掲げる程度に達しないもののうち、常時の医学的観察指導を必要とする程度のもの」と定義されている。現在、肢体不自由の原因としては脳性麻痺、脳外傷性後遺症、脳血管障害などの脳性疾患、脊髄損傷、二分脊椎症、脊柱側湾症などの脊椎・脊髄疾患、進行性筋ジストロフィー症、重症筋無力症などの神経・筋疾患、骨形成不全症、胎児性軟骨形成異常症、くる病、ペルテス病、骨髄炎、脊椎カリエスなどの骨疾患、先天性股関節脱臼、関節リウマチ、関節炎などの関節疾患、内反足などの形態異常、変形治癒骨折、切断、瘢痕拘縮などの外傷性後遺症によるものなど、その原因は非常に多く、重度な者も増加している（**資料1**）。

脳性疾患（脳性麻痺・脳外傷性後遺症・脳水腫症など）	78.7%
脊椎・脊髄疾患（二分脊椎・脊椎側彎症・脊髄損傷など）	3.2
筋原性疾患（進行性筋ジストロフィー症・重症筋無力症など）	4.7
骨系統疾患（骨形成不全症・胎児性軟骨異栄養症・モルキオ病など）	1.2
代謝性疾患（ビタミンD欠乏症・ムコ多糖症・マルファン症候群など）	1.1
弛緩性麻痺（脊髄性小児麻痺・分娩麻痺など）	0.3
四肢の変形等（フォコメリー・ディスメリー・下肢切断など）	0.6
骨関節疾患（ペルテス病・先天性股関節脱臼・関節リウマチ・先天性内反足など）	1.5
その他	8.8

全国肢体不自由養護学校長会［編］『全国肢体不自由養護学校児童生徒病因別調査』（平成15年度）より一部改編

資料1　肢体不自由児の原因疾患

NOTE−1

「縄文時代の肢体不自由と介護」

　北海道の内浦湾沿岸は数多くの縄文文化遺跡群が集まっていることで有名な地域であるが、有珠山にほど近い虻田町にある入江貝塚では、縄文時代前期から後期（約5,000〜3,500年前）ころに埋葬されたと見られる人骨も多く発見されている。その中の一体で「入江9号」と呼ばれる10代後半の女性のものと思われる人骨は、四肢骨の著明な廃用性萎縮が認められ、恐らく幼小児期に発症したポリオにより寝たきり状態であったと推定される。ということは、日常生活に著しい障害があったものの、亡くなるまでの長期間にわたって周囲の手厚い保護があったことになり、古代人の障害者に対する姿勢を考える上でとても興味深い。恐らく、介護という他者への働きかけが証明される日本で最も古い例であると思われる。

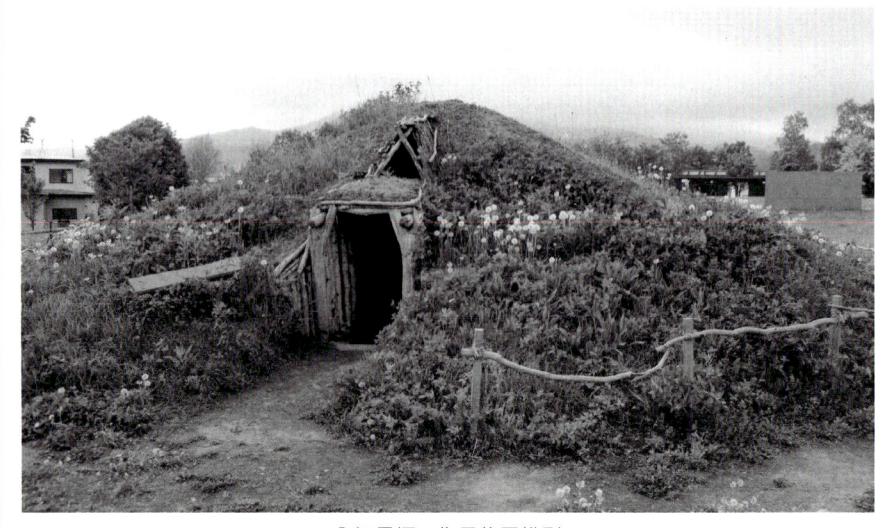

入江貝塚　復元住居模型

第 1 章　肢体不自由とは

key word
肢体不自由

要　約
- 肢体不自由の原因は時代とともに変化してきた。
- 現在の肢体不自由の原因は多様であり、重度な者も増加している。

基本問題
- 肢体不自由の原因について説明しなさい。

【参考文献】
- 穐山富太郎・川口幸義編『脳性麻痺ハンドブック —— 療育にたずさわる人のために —— 』医歯薬出版（2002）

第2章

肢体不自由を理解するための骨・筋の生理学

1 骨の生理学
2 骨格筋の生理学

第2章 肢体不自由を理解するための骨・筋の生理学

　本章では肢体不自由を理解する上で必要な、骨ならびに筋の生理学的な基本事項について学ぶ。骨については、人間の骨格の特徴、その主な機能と化学的成分、マクロの構造、ミクロの構造、代謝とホルモンとの関係について述べる。筋については、骨格筋のマクロ、ミクロの形態的特徴、微細構造と収縮のメカニズム、筋収縮のエネルギー供給の経路について概説する。

1 骨の生理学

1 人間の骨格

　人間の骨格は200を越える小さな骨の集合体であり、大きな運動に関係する骨同士は関節によって結びつけられている。その概観を詳しく見ると、頚部と

第 2 章　肢体不自由を理解するための骨・筋の生理学

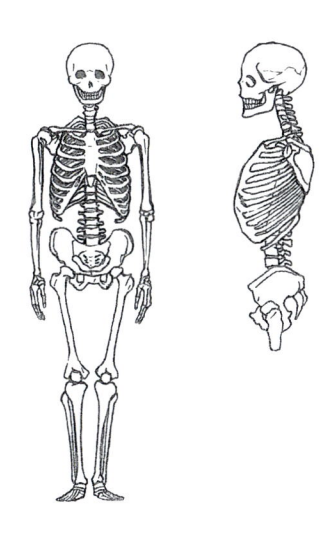

資料 2　人間の骨格の概観

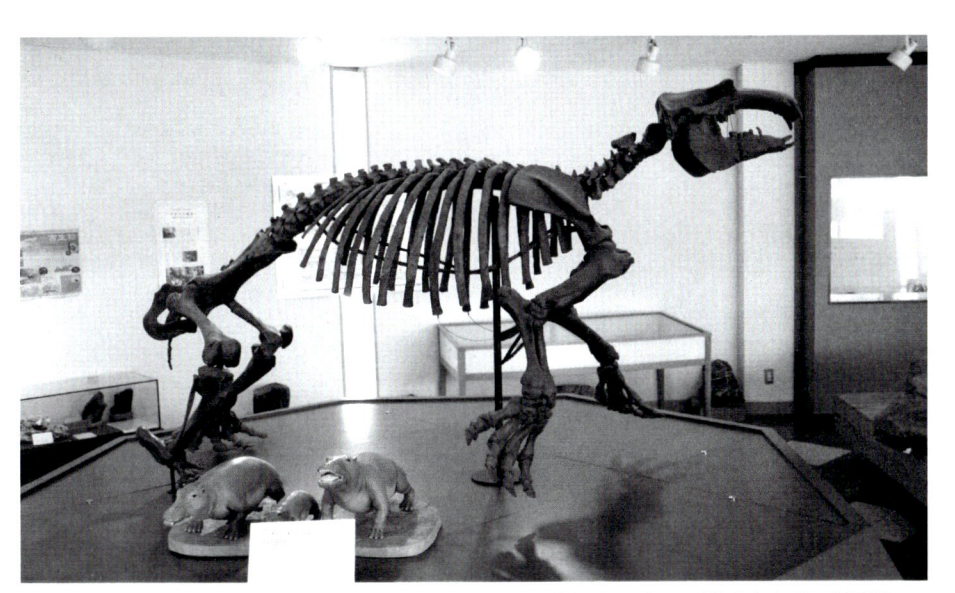

資料 3　約1500万年前のほ乳類パレオパラドキシアの骨格標本レプリカ（秩父市おがの化石館）

腰部は１本の脊柱により支えられている構造であり、直立した際に両足の底面で挟まれ、立位が成り立つ際に重心線が入るべき面（基底面）は極めて狭い。また直立した姿勢では、重要な腹部の臓器が移動の際に進行方向の前面に位置し、それを保護する構造は特に認められないため、骨格のみにしてみると我々人間はなはだ不安定かつ華奢な印象である（**資料2**）。ところで、人間の骨格は1500万年前のほ乳類（**資料3**）と比較してみると、基本的には骨格レベルでは４足歩行から２足歩行になっても構成上の大きな違いは無いことがわかる。言い換えれば、人間の骨格は未だに４足歩行を行うために形作られた構成が基本となっており、その結果、前後方向の大きな外力や、前面から腹部への衝撃には極めて弱い構造であると言える。

2 骨の主な機能と化学的成分

骨の主な機能は、①骨格をつくり体の輪郭を形成する　②骨格筋とともに二次的運動作用を行う　③身体各部を支持する　④体腔を確保し内臓器官を保護する　⑤多くの血球の造血作用　⑥カルシウム、リンなどの無機物貯蔵作用などである（**資料4**）。

骨の化学的成分は主として20〜25％を占める水分、コラーゲン線維などからなる有機質、さらに無機質から構成される。無機質は85％がリン酸カルシウム、10％が炭酸カルシウム、２〜４％がリン酸マグネシウムである（**資料5**）。有機質は骨に軟性を与えるため、それに富む幼児では骨折しにくいが、少ない高齢者では骨折が起こりやすい。また無機質は骨に硬度を与えるため、やはり高齢者の骨粗鬆症などのように、無機質のカルシウム成分が減少している場合には骨の強度は極端に低下する。幼児では、高所から転落しても思いがけず軽症であることがある一方、高齢者では玄関先で転倒しただけで、大腿骨といった太い骨が完全に骨折してしまうといったこともまれではないのはそのためである。

- 骨格をつくり体の輪郭を形成し、身体各部の支持作用
- 体腔をつくり内臓器官の保護作用
- 筋とともに二次的運動作用
- 赤色骨髄によって造血作用
- カルシウム、リンなど無機質の貯蔵作用

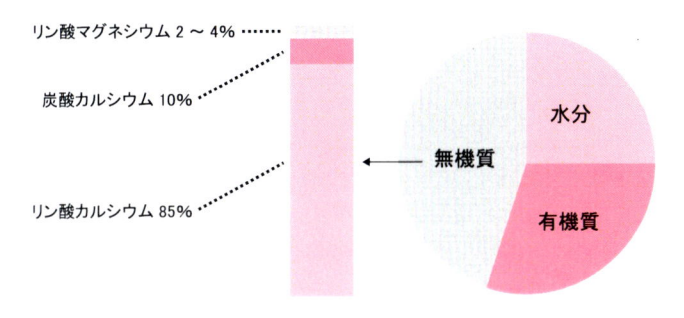

資料4　骨の主な機能

リン酸マグネシウム 2〜4%
炭酸カルシウム 10%
リン酸カルシウム 85%
無機質
水分
有機質

資料5　骨の化学的成分

3 骨のマクロの形態

　骨は体のどこに位置し、どの様に機能するかによって様々な形態をとる（**資料6**）。特に随意運動に大きく関わるのは、四肢の主な骨格を構成する長骨（管状骨）に分類される骨である。長骨は長軸方向に成長し、テコとしての作用が大きい。骨幹と骨端をもち、骨髄腔には骨髄を含む。骨幹部の表面は皮質（緻密質）で覆われ、また骨端部は細かい骨小梁で構成される海綿質からなる（**資料7**）。

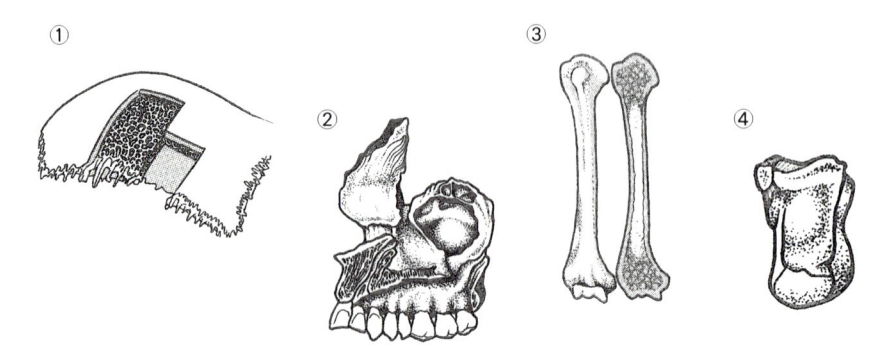

資料6　様々な骨の形態（①扁平骨、②含気骨、③長骨、④短骨）

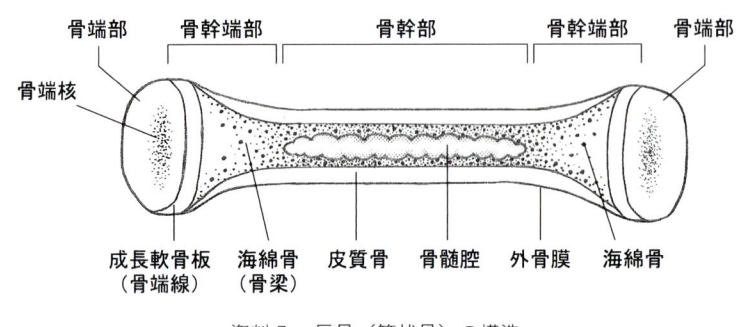

資料7　長骨（管状骨）の構造

4 骨のミクロの構造

　骨皮質の組織をミクロのレベルで観察すると、栄養血管を中心として同心円状に骨細胞が配列し、その間の骨基質（骨層板）が層状に取り囲んでいる形態が繰り返しみられる。この栄養血管とその周囲の骨細胞、骨層板の組み合わせを骨単位（osteon）またはハバース系（haversian system）と呼び、骨のミクロの構造の基本単位である。栄養血管を通す通路を中心管（ハバース管）という（**資料8**）。

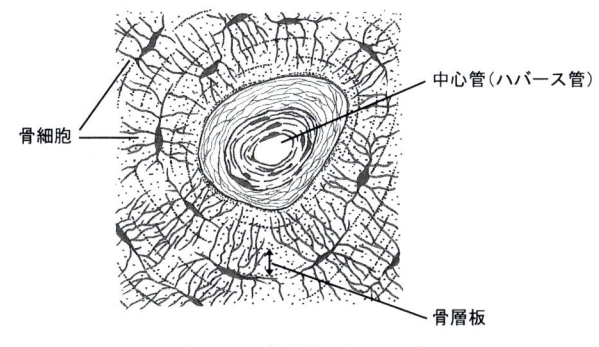

資料8　骨単位（Osteon）

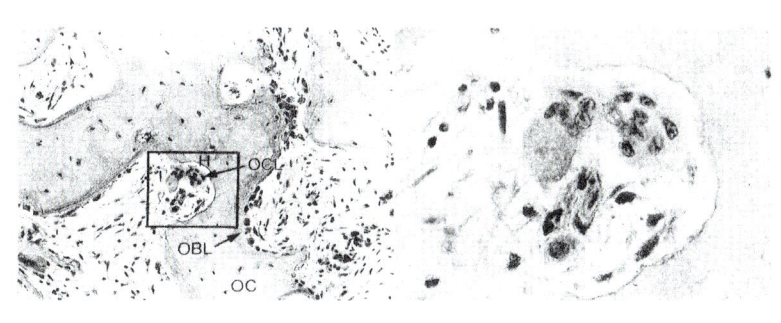

資料9　骨芽細胞（Osteoblast）、破骨細胞（Osteoclast）
『標準整形外科学』第5版, P7, 医学書院より許諾を得て転載

左側の四角で囲んだ部分の拡大写真を右側に示す。

OCL；破骨細胞
OBL；骨芽細胞
OC；骨細胞

　ところで、人間の体はすべて細胞によって形づくられているが、一見、無機的な石のような印象を受ける骨もその例外ではない。骨を構成している主な細胞には、骨芽細胞（osteoblast）、骨細胞（osteocyte）、破骨細胞（osteoclast）がある。骨芽細胞は、若い骨組織などの表面に一層に配列して、骨基質の合成や血液中などと骨基質の間のカルシウムの受け渡しを行う。骨細胞は骨単位において中心管（ハバース管）を同心円状に取り巻くように規則正しく配列し、血液と骨基質との間で有機質やミネラル成分の受け渡しを行い、また上皮小体ホルモン（パラソルモン）の影響を受けて骨細胞性骨融解を引き起こす。破骨

● 骨芽細胞（osteoblast）
　　若い骨組織などの表面に一層に配列して見られる
　　骨基質の合成
　　Caの細胞外液と骨基質の間の橋渡し

● 骨細胞（osteocytes）
　　骨単位（Havers系）において規則的に配列
　　血液と基質の間で有機質やミネラルの交換
　　ホルモンやビタミンDの影響を受け体液のCaの恒常性維持に関与

● 破骨細胞（osteoclast）
　　多核の巨核球
　　生理的、病的に吸収されつつある骨の表面にみられる
　　骨の破壊・吸収に関与

資料10　骨を形成する主な細胞の機能

細胞は多核の巨核球で、生理的や病的に吸収が進む骨の表面などにみられ、骨の破壊、吸収に関与すると考えられている（**資料9**、**資料10**）。

5 骨の代謝とホルモン

　人間の体は体温や電解質の濃度、酸塩基平衡などといった内部環境を常に一定の状態に保とうとするしくみがあり、これを生体恒常性（ホメオスタシス；homeostasis）という。

　骨の代謝を考える上で、血液中のカルシウムとリンの恒常性の維持は極めて重要である。筋収縮に必須の元素であるカルシウムの血中の濃度は9～11mg/dlに常に保たれ、半分はイオン、残りは蛋白や有機物と結合している。リンは4～6.5mg/dl（小児）、3～4.5mg/dl（成人）が維持されている。骨代謝に深く関与する上皮小体ホルモン（パラソルモン）は上皮小体（副甲状腺）から分泌されるホルモンで、血液中のカルシウム濃度が低下した際に、主として①

破骨細胞による骨の吸収を亢進させる　②骨細胞による骨融解を促進させる　③骨芽細胞による骨の合成を抑制する　といったメカニズムを働かせてカルシウム濃度を上昇させる。さらにビタミンDは、①腸管からのカルシウム吸収を促進させる　②破骨細胞による骨吸収の促進によりカルシウム濃度を上昇させる　などの働きをする。一方、甲状腺のC細胞から分泌されるサイロカルシトニンは、血液中のカルシウム濃度が高くなった際に、①骨細胞による骨融解の抑制　②破骨細胞の減少　③骨芽細胞の増加　④骨細胞内のカルシウム蓄積効果　⑤腸管からのカルシウム吸収阻害　などのメカニズムを通じて血中のカルシウムの濃度を低下させる作用がある（**資料**11）。

● 上皮小体ホルモン（パラソルモン）
　　作用；血中のCaが低下したときに上昇させ、同時にPを低下させる
　　　①破骨細胞性骨吸収の亢進
　　　②骨細胞性骨融解の促進
　　　③骨芽細胞活性の抑制

● （サイロ）カルシトニン
　　作用；血中カルシウム濃度の低下をきたす
　　　①骨細胞性による骨吸収の抑制,破骨細胞の減少による骨吸収抑制作用
　　　②前駆細胞から骨芽細胞（osteoblast）への変化を促進することにより骨新生作用を高進
　　　③骨細胞内カルシウム蓄積効果
　　　④カルシウムの吸収阻害

● ビタミンD
　　作用；血清のカルシウムを上昇させる
　　　①腸管からのカルシウム吸収促進
　　　②破骨細胞性骨吸収による血清カルシウム濃度の上昇

資料11　骨代謝に関係する主なホルモン、ビタミンの作用とそのメカニズム

NOTE−2

「ヒトの骨格は進化の頂点か？」

　人間の骨格はとても華奢な印象である。頚部は一本の頚椎だけで重たい頭を支え、腰は腰椎一本だけですべての内臓を含め上半身全体を支えている。また腹部は大事な内臓器がたくさんあるにも関わらず、前面には骨格に関しては何の保護する構造を持たず、進行方向に重要な臓器を持つ腹部を曝している。これに対し、1500万年前の四足歩行をしていた動物の骨格（P.17資料３）を見てみると、背骨は本来、家の梁のような役目を果たし、肋骨はそこに上からぶら下っているものであり、また腹部内臓は前面ではなく、地面と平行に位置して、体の移動に際しては、最も安全な再下部に位置していることがよくわかる。ヒトの骨格は直立歩行をするようになっても太古の動物と基本構造は全く変わっていない。つまり私たちの骨格は、基本的には今でも四足歩行に適した構成のままであり、直立歩行には決して向いていないのである。ヒトは進化の頂点にあると評されることがあるが、進化したのは主に脳であって、骨格をみるかぎりはあまり大きな変化はしていないのではないだろうか。

NOTE−3

「清水に参れる女子、前の谷に落ち入りて死なざりし語」

　平安時代の末期に作られた今昔物語集の中に「清水に参れる女子、前の谷に落ち入りて死なざりし語」という説話がある。「清水寺に参詣に来た母親が、どうしたことか抱いていた幼児を舞台の上から落としてしまった。母親は清水観音に祈ったものの、もはや諦めざるをえなかった。しかし、子どもは幸いに積もった木の葉の上に落ちており、無事であり、これを見た周囲の人々はただただ驚くばかりであった。」という内容である。これは説話であり真偽の程は不明だが、モデルとなるような出来事は恐らくあったのだろう。清水寺の舞台は地上から13m程であるが、今でもマンションの数階から転落した幼児が、たまたま下が土や植え込みで、奇跡的に軽症ですんだというようなニュースに驚かされることがたまにある。このように、幼児の骨は水分に富み、非常に弾力性があるため、いくつかの条件が良ければ、かなり強い外力から内部の構造を守る機能を持っている。

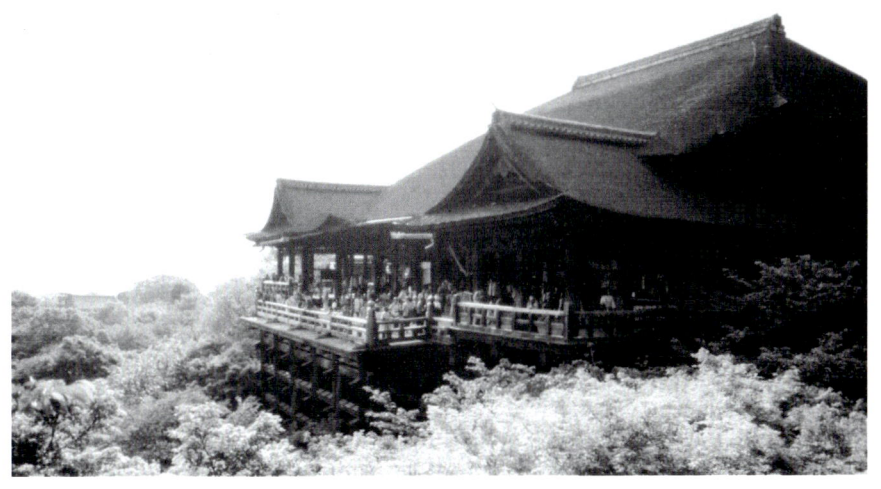

清水寺

2 骨格筋の生理学

1 筋の分類と骨格筋のマクロの形態

　人間の体を構成している筋肉は大きく分けると横紋筋と平滑筋の二種類からなる。横紋筋（striated muscle）は光学顕微鏡で観察すると規則正しい縞目模様が見られるため、この名称がつけられた。随意運動を司る骨格筋と心筋が横紋筋に相当する。平滑筋は別名、内臓筋とも呼ばれ、自律神経の支配を受けて働いており、意思によりその収縮をコントロールすることはできない（不随意筋）（**資料12、資料13**）。

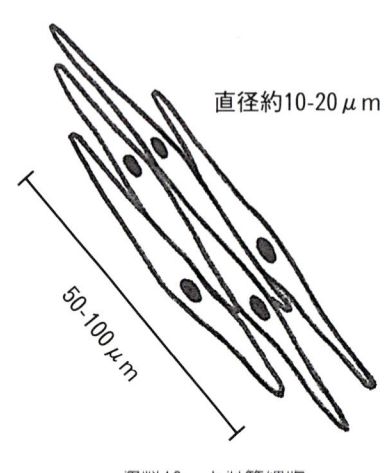

資料12　平滑筋細胞

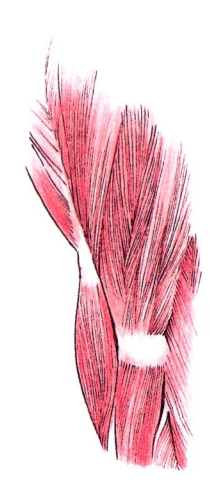

資料13　骨格筋

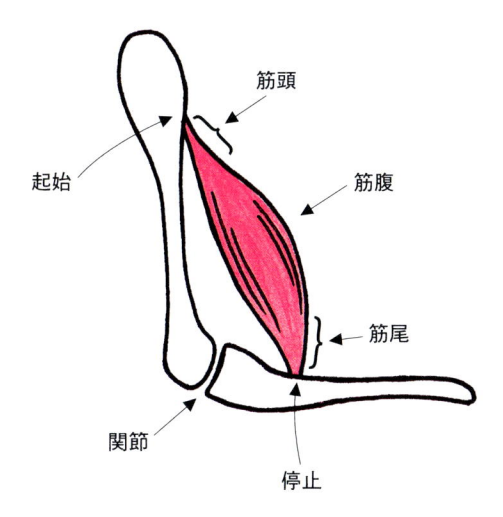

資料14　起始、停止

　骨格筋の大部分は骨に付着して、そのテコの原理により収縮によるエネルギーを効率的に運動機能に変換している。通常は骨格筋は関節をまたいで配置し、関節の可動域の運動に関与する。骨格筋の骨への付着部位のうち、四肢においては動かない方の骨への付着部位を起始（origin）と言い、支点としての働きを行う。一方動く方の骨への付着部位を停止（insertion）といい、こちらは作用点としての働きをする。起始に接する筋肉の部位を筋頭、停止に接する筋肉の部位を筋尾、中心部の筋肉の太さが最も太くなっている部分を筋腹という（**資料14**）。

　骨格筋の形態は、その役割と配置により様々であるが、筋力は原則として筋腹の横断面積に比例する。したがって、筋頭、筋腹、筋尾が一つずつしかない紡錘状筋は効率は良いが比較的力の弱い運動しかできない。これに対し、筋頭が複数に分かれている多頭筋や、一本の長い腱に短い筋線維が多数付着している羽状筋などでは、比較的大きな生理的横断面が得られ大きな力を発揮することができる（**資料15**、**資料16**）。

筋腹

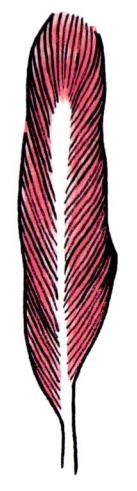

腱

長い貫通する腱を持ち、その腱に短い筋繊維が付着している。

⇒比較的大きな生理的横断面が得られる。

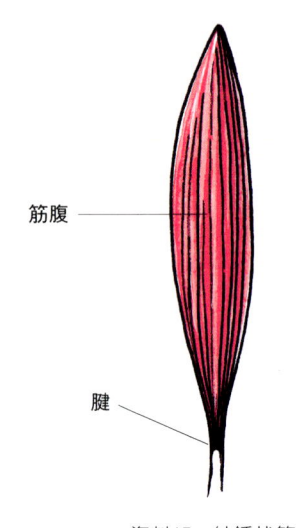

資料15　紡錘状筋　　　　　　　　　資料16　羽状筋

2 骨格筋のミクロの構造

　骨格筋（skeletal muscle）の全筋は多くの筋線維の束であり、1本1本の筋線維は太さは20〜150μm、長さは大腿筋では20〜30cmにも達する。光学顕微鏡を用いて1,000倍程度に拡大してみると、一本一本の筋線維には規則正しい縞模様（横紋）が認められ、また多くの核が存在し、筋線維の本態が多核の円柱形細胞であることがわかる。筋線維（すなわち筋細胞）の中にはさらに太さ1〜2μmの筋原線維（myofibril）が多く含まれている（**資料17、資料18**）。
　筋原線維を倍率50,000倍以上の電子顕微鏡レベルで観察してみると、ミオシン（myosin）とアクチン（actin）という2種類の微細な線維構造（ミクロフィラメント）が立体的に交互に規則正しく配列しており、これらが横紋を作り出していることがわかる（**資料19**）。ミオシンとアクチンが重なりあっている箇所は横紋の暗く見える箇所でA帯、明るく見える箇所はアクチンフィラメント

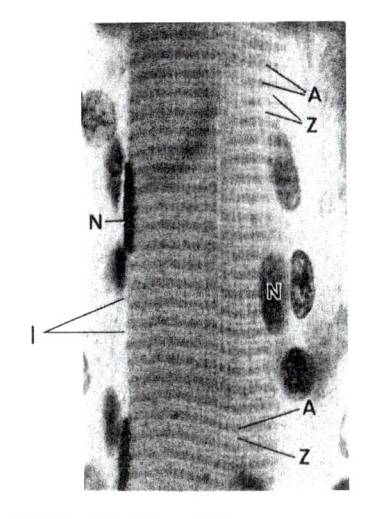

第2章 肢体不自由を理解するための骨・筋の生理学

N:核
A:A帯
I:I帯
Z:Z線

資料17　筋線維（筋細胞）の写真
山本敏行『基準組織学』改訂第12版, P123, 1989, 南江堂より許諾を得て転載

A．全　筋

B．筋繊維→（多核の円柱形細胞、指：数mm、大腿部：20～30cm）
20～150μm

C．筋原繊維
1～2μm

フィラメント

資料18　筋繊維、筋原繊維のイメージ

のみの箇所でI帯という。I帯の中程にアクチンフィラメントの付着する膜状の分子構造を持つZ膜が存在する。骨格筋は、いずれの場所でも微細なレベルでは、この構造が認められるため、Z膜からZ膜までの構造を横紋筋を形づくる最小単位と考え筋節（sarcomere）と呼ぶ（**資料20**）。筋節は筋線維全体の長さに関係なく、約2μmで一定の長さである。アクチンとミオシンの立体的な位置関係を横断面で見てみると、一本のミオシンフィラメントの周囲に6本のアクチンフィラメントが中心角60度で規則正しく配置された正6角形を形づくることが認められ、横断平面でも極めて精巧な規則的な微細構造から成っていることがわかる（**資料21**）。

資料19　マイクロフィラメントの縦断電顕写真（×53,000）
真島英信『生理学』第18版, P50, 文光堂より許諾を得て転載

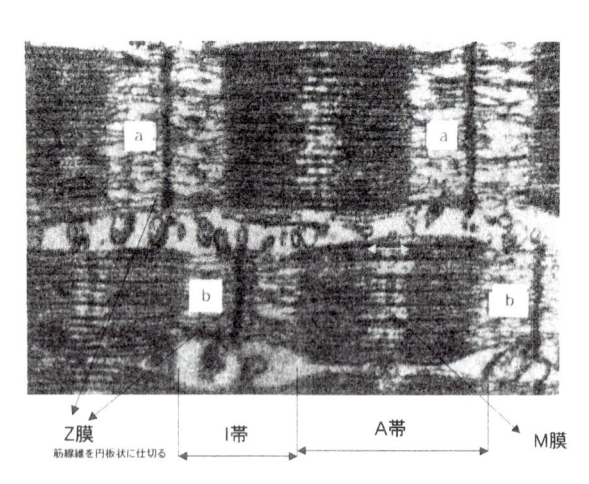

3 骨格筋の収縮のメカニズム

　ミオシンフィラメントは直径約150Å、長さ約1.65μmでATP分解酵素作用、アクチンフィラメントとの結合作用を持つ頭部を側枝のように突起している。この頭部はアクチンフィラメントと結合し（クロスブリッジ）、またこの部位の働きにより、筋の力学的運動は引き起こされると考えられている（**資料22**）。

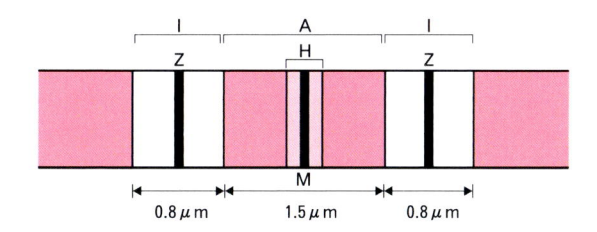

第2章　肢体不自由を理解するための骨・筋の生理学

筋節（sarcomere）の構成
A帯（anisotropic band＝暗帯、不等方帯）：横紋の暗く見える部分。
I帯（isotropic band＝明帯、等方帯）：横紋の明るく見える部分。
H帯：A帯の中央部にあるやや明るい部分。中央部にM膜が認められる。
Z膜：I帯の中央部を隔てる膜。

資料20　筋節（sarcomere）のイメージ

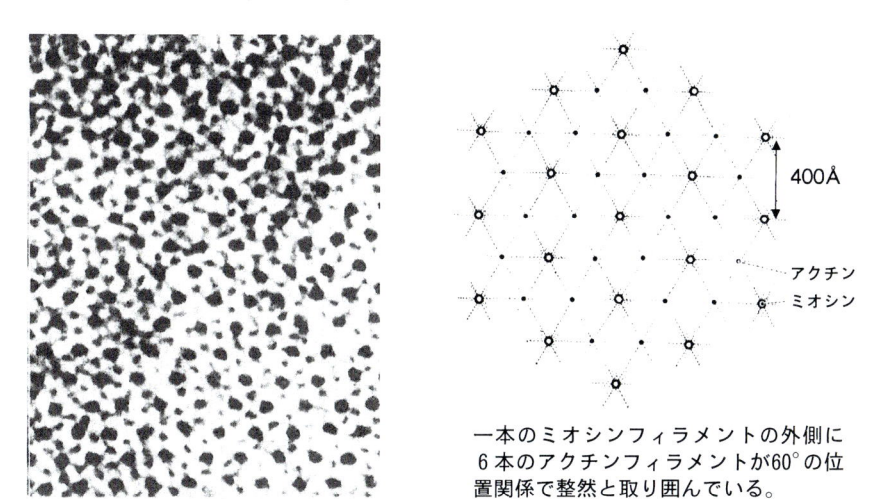

一本のミオシンフィラメントの外側に6本のアクチンフィラメントが60°の位置関係で整然と取り囲んでいる。

資料21　マイクロフィラメントの横断電顕写真とイメージ（電顕×44,000）
真島英信『生理学』第18版, P50, 文光堂より許諾を得て転載（一部改編）

アクチン分子は直径約80Å、長さ約1μmで、トロポミオシンの周りを球状のGアクチン（分子量約5万）が約200個重合した二重らせん構造をしていると考えられている。また、高いカルシウム結合能を持つトロポニンが結合しており、この蛋白がトロポミオシンと共同してアクチンとミオシンとの収縮反応を

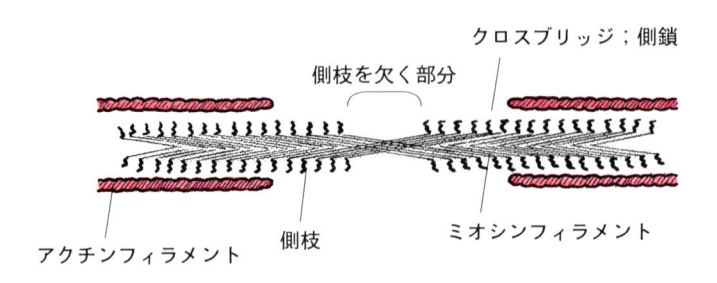

資料22　ミオシンフィラメントの構造イメージ

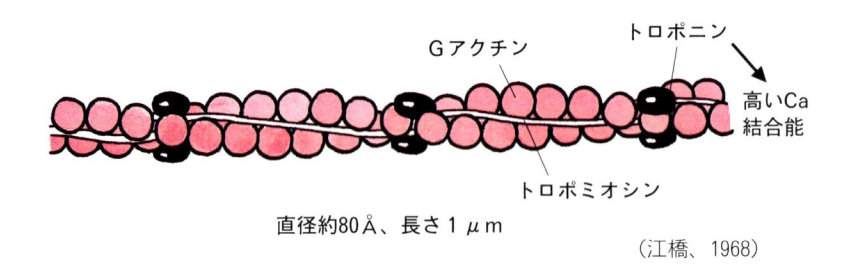

資料23　アクチンフィラメントと関連する蛋白分子

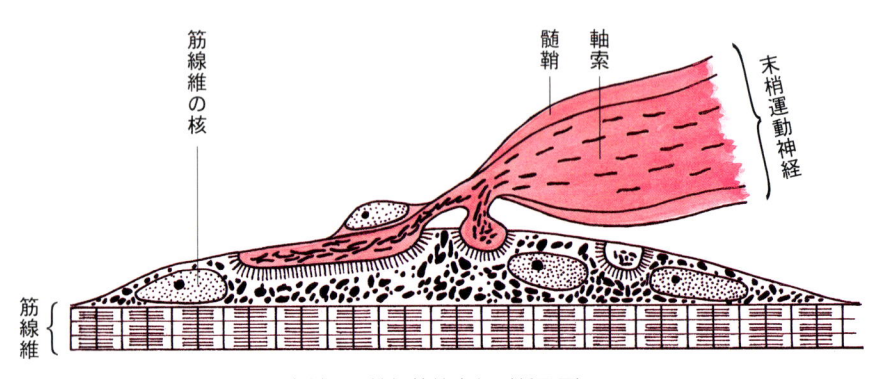

（江橋、1968）

資料24　神経筋接合部（断面図）

抑制する生理作用を持つと考えられている（**資料23**）。

　骨格筋の収縮メカニズムとは、私たち人間が栄養として摂取した化合物を分解することで取り出したエネルギーを、力学的な運動に変換する極めて巧みなシステムである。運動神経の末端は、骨格筋線維の一部である終板に付着した興奮性シナプスの特殊型である神経筋接合部に刺激（活動電位）を伝達し、末端から化学伝達物質であるアセチルコリンを放出して筋線維、すなわち筋細胞の細胞膜を興奮させる（**資料24**）。この興奮は筋細胞の細胞膜がZ膜にそって細胞質へ深く切れ込んでいる横行小管に伝わり、その結果、筋小胞体からカルシウムイオンを放出させる。放出されたカルシウムイオンはアクチンフィラメントのトロポニンに結合し、アクチンとミオシン、トロポニンからなら立体的な位置関係が変化し、トロポニンとトロポミオシンによるアクチンフィラメントとミオシンフィラメントの反応抑制が解除され、筋収縮が引き起こされる。筋弛緩時にはトロポニンとカルシウムの結合は外れ、カルシウムは再び筋小胞体に回収され、トロポニンとトロポミオシンによるアクチンフィラメントとミオシンフィラメントの反応抑制が作用する（**資料25**）。骨格筋が収縮する際、アクチンとミオシンの長さに変化は無いが、アクチンフィラメントがミオシンフィラメントに対して滑走し、両者が立体的に重なり合うため筋節の長さは短縮し、その結果、筋全体としての収縮が引き起こされると考えられている。あたかもミオシンフィラメントの間をアクチンフィラメントが滑走して入り込んで行くようなイメージであるため、このメカニズムの仮説を筋収縮の滑走説（sliding theory）と言う（**資料26**）。ミオシン頭部のATP分解酵素はアクチンと接することで活性化し、ATPの結合エネルギーがミオシンとアクチンの連結部（クロスブリッジ）の運動に変換されることによってフィラメントの滑走は起こると考えられているが、そのメカニズムはまだ完全には解明されていない。

(a) 弛緩　　　　　　　　　　　　　(b) 収縮

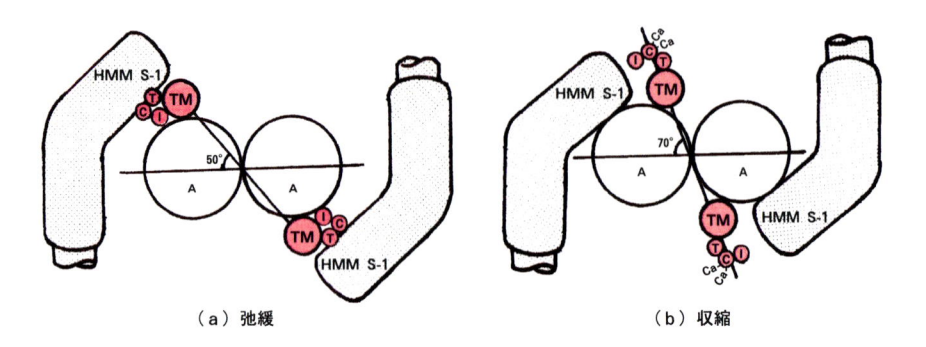

TM：トロポミオシン　C：トロポニンC　I：トロポニンI　T：トロポニンT　A：アクチン　HMM：重メロミオシン
　　　（ミオシン頭部）

資料25　Ca結合とマイクロフィラメントの立体構造

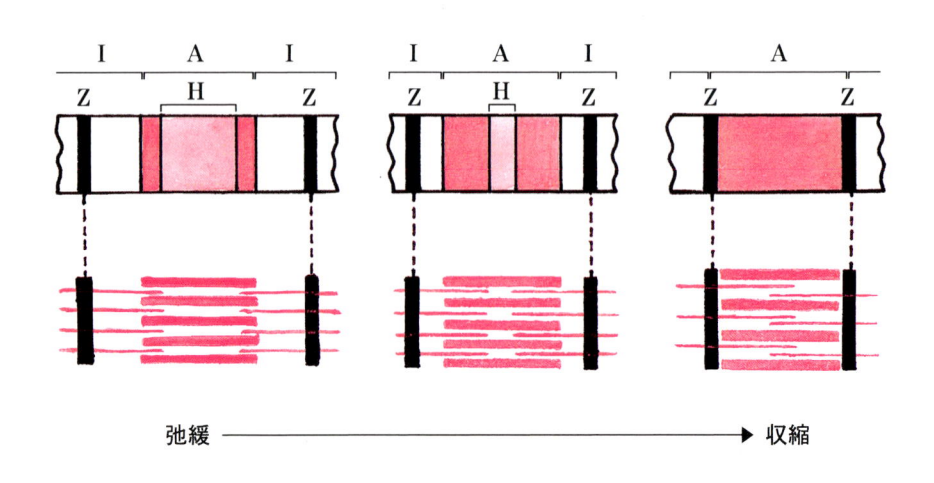

弛緩 ───────────────────▶ 収縮

資料26　滑走説（sliding theory）のイメージ

4 骨格筋の収縮のエネルギー

　骨格筋は収縮時のクロスブリッジの運動、弛緩時のカルシウムイオンの筋小胞体への回収に際してエネルギーを必要とする。骨格筋はそのエネルギー源としてATP（アデノシン三リン酸）がADP（アデノシン二リン酸）と無機リンへの可逆的な分解をする際に生じるエネルギーを用いている（**資料27**）。ところで、筋細胞は人間が生きているかぎり、呼吸運動をはじめとし、一時たりとも休むことはできない。そのため、消費されたATPは常に補充する必要がある。一方で私たち人間の骨格筋は、突然の予期せぬ長期の強い運動が要求されることがしばしばある。筋細胞内にあるATPの蓄えは、たかだか50m走れる程度であるが、活動時には安静時の数百倍のATPを消費する。これらの特殊な状況に適応するため、人間には特徴的なATPの合成経路が発達している。人間のATPの合成経路、すなわちエネルギーの産生経路は大きくわけて以下の無酸素系過程と有酸素系過程からなる。

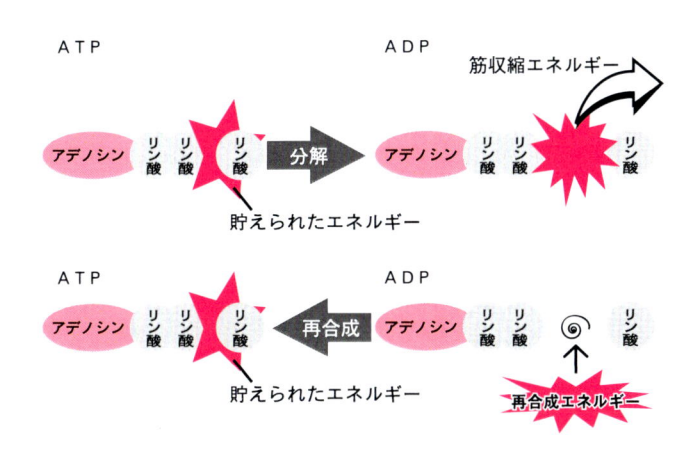

資料27　ATPの分解とアレルギー

(1) 無酸素系過程

　筋肉内に貯蔵されているクレアチンリン酸や筋グリコーゲンが分解される際に発生するエネルギーをADPが吸収してATPに再合成される系で、この反応には酸素を必要としない。無酸素系過程は次のATP－CP系と乳酸性解糖系からなる。

①ATP－CP系

　この系は筋細胞内にあり、筋肉内のクレアチンリン酸（CP）を分解する際のエネルギーを用いてADPからATPを合成する（**資料28**）。クレアチンリン酸の結合エネルギーは酸素なしで速やかに用いることができるが、筋肉中のクレアチンリン酸の量はごく僅かなので、このエネルギー供給系だけでは8秒程度しか運動を継続できない。重い物を持ち上げる際や、短距離のスタートダッシュなどの時に主に働く系である。

②乳酸性解糖系

　この系はすべての細胞内にあり、筋肉内をはじめとして細胞内に貯蔵されているブドウ糖（グルコース）を酸素を用いずに代謝する過程で生じるエネルギーを用いてADPからATPを合成する（**資料29**）。この反応が進むと筋疲労物質である乳酸が蓄積し、これが一定以上になると筋の収縮が妨げられる。このエネルギー供給系は、ATP－CP系において、筋肉内のクレアチンリン酸（CP）が枯渇した後、30秒から3分程度の範囲で継続でき、3分程度持続する強い運動を行う時に使われる。

第2章　肢体不自由を理解するための骨・筋の生理学

$$ATP \Leftrightarrow ADP + 無機P + エネルギー$$
$$CP(クレアチンリン酸) + ADP \Leftrightarrow ATP + C$$

ATP:アデノシン三リン酸　ADP:アデノシン二リン酸
CP:クレアチンリン酸　C:クレアチン

資料28　ATP－CP系の反応式

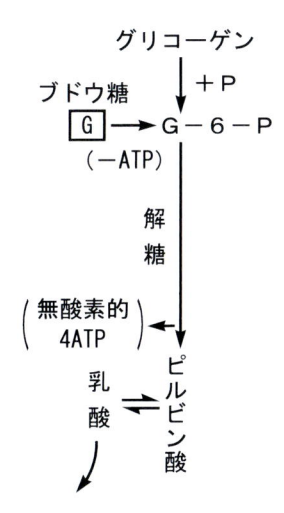

グリコーゲン
　　↓＋P
ブドウ糖
[G] → G－6－P
（－ATP）

　　↓解糖

（無酸素的 4ATP）← ピルビン酸 ⇌ 乳酸 ↓

資料29　乳酸性解糖系の経路

(2) 有酸素系過程

　有酸素系過程は酸素を用いてATPを合成するシステムで、すべての細胞においてミトコンドリアで行われる。酸化的リン酸化（TCAサイクル）と言われるもので、グルコースの代謝過程で生じるエネルギーを用いて、ADPからATPを合成する（**資料30**）。この酸化的リン酸化では肝臓に貯蔵されているグリコーゲンや脂質、蛋白質も利用することができ、3分以上継続するレベルの持久的運動に際し最も効率的にエネルギーを供給することができる。

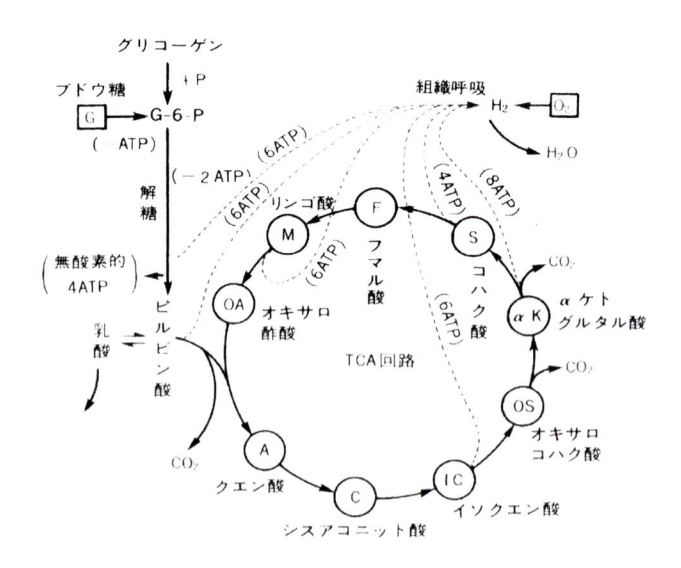

資料30　酸化的リン酸化（TCAサイクル）

NOTE-4

「一流のスポーツ選手と骨格筋の特徴」

　骨格筋線維には大きく分けて二つの種類がある。一つは速いスピードで収縮する筋肉で速筋線維とよばれる。この筋肉は発揮する力も大きいが持久力には欠けており、大きな力を長時間発揮し続けることができない。もう一つは遅筋線維と呼ばれるもので収縮するスピードは遅く、発揮する力も小さいが、疲労しにくいため、力を長時間発揮し続けることができる。速筋は解糖系の酵素がよく発達しており、無酸素性のエネルギー産生を得意とし、スプリンターなどではその割合が多い。一方、遅筋は有酸素系のエネルギー産生系に関連した酵素がよく発達しており、長時間の有酸素運動に適しているため、マラソン選手などでその割合が多いと報告されている。これらの筋肉の割合は人によって異なるがある程度、遺伝的な要因も影響していると考えられている。

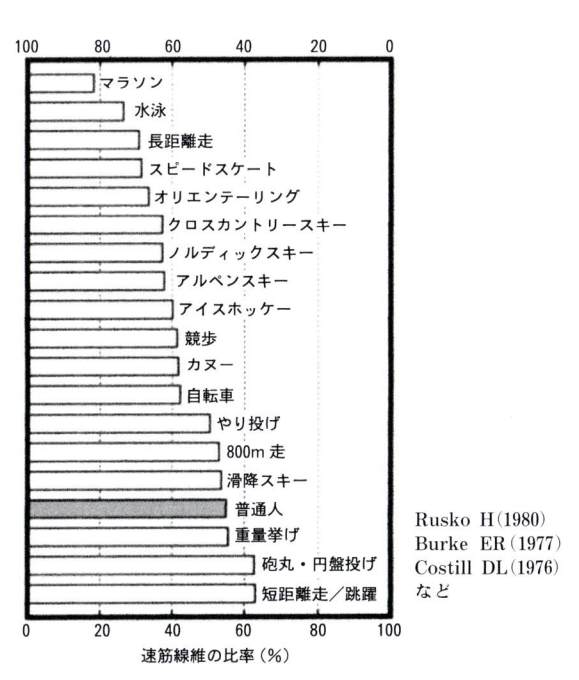

Rusko H (1980)
Burke ER (1977)
Costill DL (1976)
など

一流運動選手の筋繊維の割合

key word
骨格、骨単位、骨芽細胞、破骨細胞、骨細胞、
上皮小体ホルモン（パラソルモン）、サイロカルシトニン、ビタミンD、
骨格筋、アクチン、ミオシン、筋節、滑り説、ATP-CP系、
乳酸性解糖系、酸化的リン酸化（TCAサイクル）

要 約
- 骨単位は骨の微細構造の基本単位である。
- 骨には骨格を形づくる以外にも様々な機能がある。
- 骨の代謝にはホルモンやビタミンが密接に関わっている。
- 骨格筋線維は多核の筋細胞である。
- 筋線維は多くの筋原線維からなる。
- 筋原線維にはさらに細いアクチンとミオシンからなるマイクロフィラメントが含まれる。
- アクチンとミオシンなどにより形作られる、骨格筋微細構造の基本構造単位を筋節という。
- 筋収縮のメカニズムとして"滑り説"が考えられている。
- 筋収縮のエネルギー産生は無酸素系と有酸素系の二系統からなっている。

基本問題
- 骨単位とは何か。説明しなさい。
- 骨格筋の収縮のメカニズムについて、筋の微細構造を含めて説明しなさい。
- 筋収縮のエネルギー供給経路について説明しなさい。

【参考文献】
- Kahle VW・Leonhardt H・Platzer W・越智 淳三（訳）『解剖学アトラス』第3版、文光堂（1990）
- 真島 英信『生理学』改訂第18版、文光堂（1990）
- 広畑 和志・寺山 和雄（編）『標準整形外科学 第4版 Standard textbook』医学書院（1990）
- G.Pocock・C.Richards・越智 淳三（訳）『オックスフォード生理学』丸善（2002）

第3章

神経系と運動のコントロール

1 脳の構造と機能
2 錐体路と錐体外路
3 錐体路、錐体外路の障害

第3章
神経系と運動のコントロール

　本章では運動のコントロールに関わる神経系を理解するために必要な、脳の構造と機能について概説する。さらに、随意運動を行うための錐体路、錐体外路について概略を学び、それぞれの経路に障害が生じた際の変化についても述べる。

① 脳の構造と機能

　私たちの随意運動は骨格筋が収縮し骨と共に効果的に働くことによって成り立っているが、そのコントロールは司令塔である大脳が様々な感覚器からの求心性の情報を参考にリアルタイムで行っている。脳は大きく分けて大脳半球と脳幹部からなる（**資料32**）。

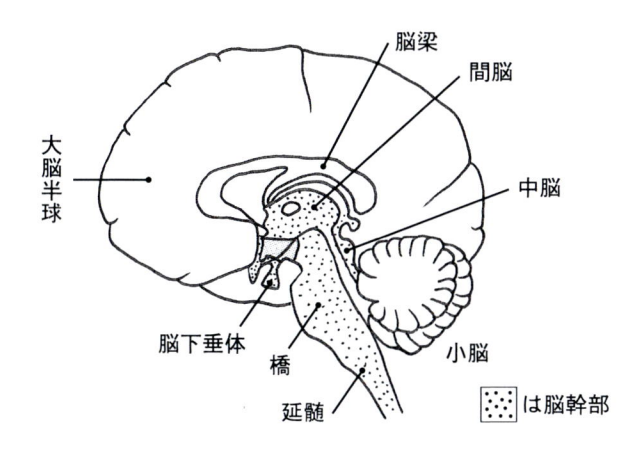

資料32　中枢神経の概略イメージ

1 大　脳（cerebrum）

　大脳は「意識の場」であると言われ、左右二つの半球からなる。その割面を見てみると、表面を被う大脳皮質（灰白質）（cerebral cortex）と内側の大脳髄質（白質）の色調の違いがみてとれる。また白質の中に、皮質と同じ色調の濃い部分として大脳基底核（basal ganglia）が存在する（**資料33**）。大脳皮質（灰白質）と大脳基底核は神経細胞体が集積している場所であり、大脳髄質（白質）は神経突起が束になり内部に集中していく場所である。

　大脳皮質は基本的に6層構造を持ち、それぞれの層に特徴的な神経細胞が配置されている（**資料34**）。また、同じ層構造を持つエリアは、同じ共通の機能を受け持つことがわかっている。すなわち、ある部位は随意運動の手の運動をコントロールする、またある部位は足の感覚を認知するといった具合に機能の分散が明確になされている。このように、脳のある部位と特定の機能が密接に結びついていることを「大脳皮質の機能の局在」という（**資料35**）。これまで随意運動、感覚、視覚、運動性言語、感覚性言語など、おおまかな機能の局在部位が判明しているが、近年になって大脳は従来考えられていたよりも、より

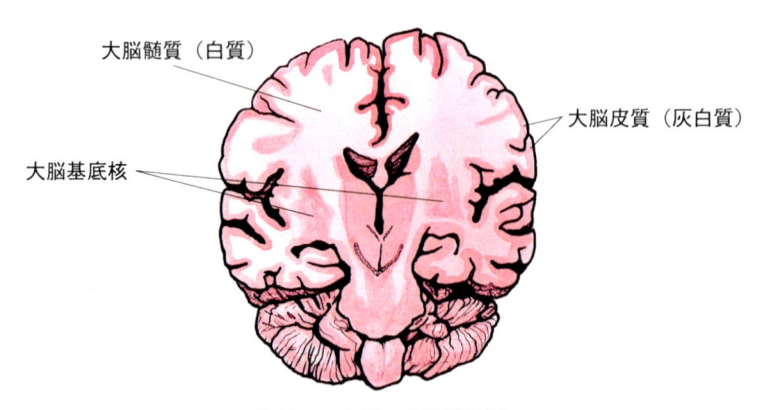

資料33　大脳の前頭断面図

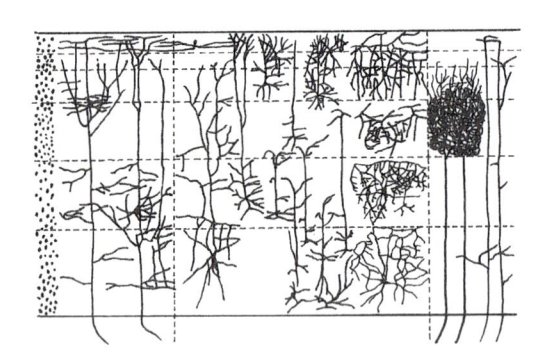

資料34　大脳皮質の層構造

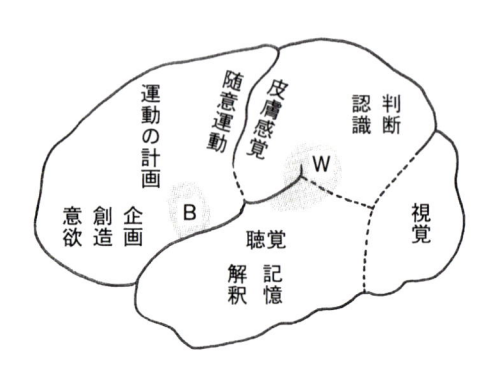

資料35　大脳皮質の機能の局在

第3章　神経系と運動のコントロール

複雑なメカニズムでその機能を司っていることがわかってきた。例えば、随意運動は単に運動を指示する中枢からなるのではなく、運動の目的を設定する中枢、目的とする運動を行うための骨格筋の一連の収縮を計画する中枢、そして筋の収縮を直接的に指示する中枢というように、いくつもの階層的な役割の分担をもって最終的なコントロールを行っているらしい。あるいは視覚を例にとると、大脳皮質のある部位が見たものを認識する、といったおおまかな機能の局在ではなく、単純に感覚を処理する中枢、感覚したものを過去の記憶と照合する中枢、その意味付けをする中枢、あるいは色、かたち、動きといったより細かな要素に対応した中枢機能の組み合わせすべてにより、わたしたちが「何か物を見てわかる」という感覚が成立しているらしいが、その全貌はまだ明らかではない。

　資料36には随意運動を直接コントロールする大脳皮質の部位（一次運動野）の体の部位との対応を示す。頭部と手の運動のコントロールをする部位が約半分を占めていることがわかる。

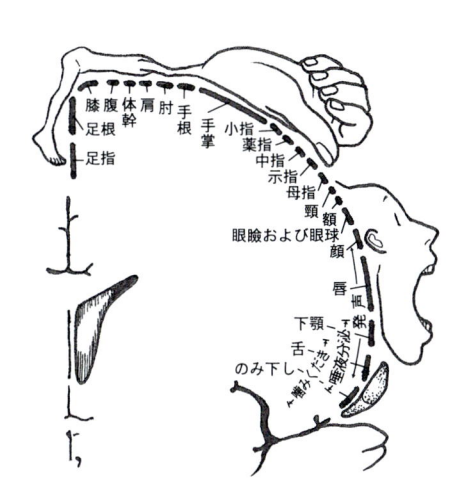

資料36　一次運動野の体の部位との対応　PenfieldとRasmussen, 1952より

2 脳　幹（brain stem）

　脳幹部は延髄（medulla oblongata）、橋（pons）、中脳（midbrain）、間脳（diencephalon）からなる（**資料32**）。延髄は呼吸系ならびに循環系に関する中枢を持つ。橋には大脳皮質からの運動に関する情報を小脳へ連絡する経路がある。中脳は後述する随意運動をスムーズにする錐体外路の重要な走行路である。間脳は感覚の中継にあずかる視床と自律神経系の制御を行う視床下部からなる。脳幹の背側には神経細胞体の間を神経繊維が網目状に認められる組織、すなわち脳幹網様体（reticular formation）が存在し、呼吸、循環といった生命維持に不可欠な機能を担っていると考えられている。

② 錐体路と錐体外路

1 錐体路（pyramidal tract）

　随意運動とは単に特定の中枢部位からの筋収縮の指令からなるのではなく、ある運動の目的を設定する中枢の興奮、あるいはその目的とする運動を行うための骨格筋の一連の収縮を計画する中枢、そして最終的に直接に筋の収縮を指示する中枢というように、いくつもの異なった機能をもつ皮質の局在部位が何段階ものステップを経て実行されていると考えられている。したがって、どの時点をもって個々の随意運動のはじまりとするかについては不明な点が多い。現象としての骨格筋の収縮を時間的に遡ると、神経系を伝わった活動電位のシグナルとしての筋への伝達があり、それは大脳皮質の特定のニューロンの興奮開始がいつの時点かで必ず起こっていることを意味する。この随意運動を引き

起こす、大脳皮質の特定の部位（運動野など）の神経細胞の興奮を末梢の運動ニューロンにシナプス結合をして伝える中枢神経の伝達路のことを錐体路（pyramidal tract）という（**資料39**）。錐体路の経路は大脳皮質から神経軸索線維が脳室近傍の内包を通り、延髄の下部で3分の2の線維は左右交差し、右の大脳半球から来た神経線維は左の脊髄に、また左の大脳半球から来た神経線維は右の脊髄を下降して脊髄前核細胞にシナプス結合をする。脊髄の前核細胞から発生する末梢運動神経は、骨格筋と神経筋接合部で再度シナプス結合をして情報を筋細胞に伝達し、筋収縮を引き起こす刺激となる。

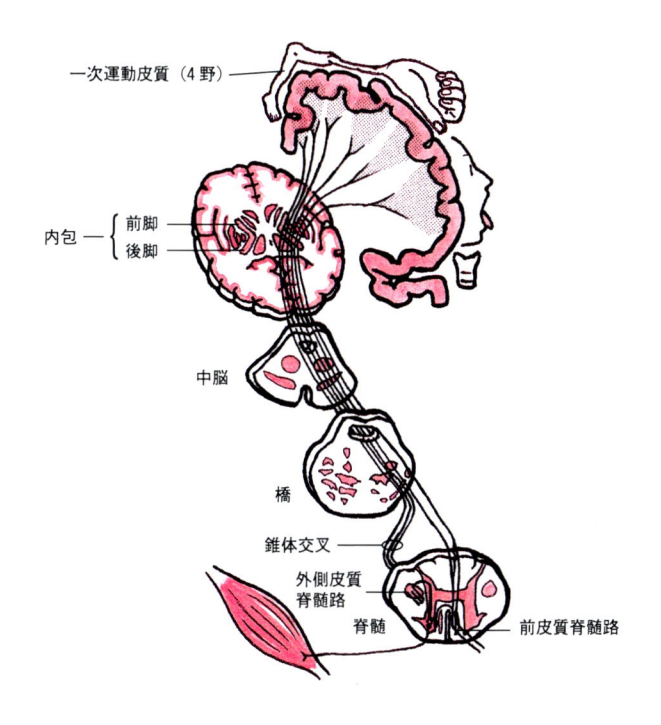

資料39　錐体路の概略

2 錐体外路 (extrapyramidal tract)

　実際の随意運動は、錐体路を通じた情報の伝達のみではスムーズには行えない。末梢の運動神経のような下位運動ニューロンに何らかの支配をおよぼすが、錐体路を経由しないすべての神経情報の伝導路のことを錐体外路 (extrapyramidal tract) という。錐体路が実際に解剖学的に存在する神経の走行路であるのに対し、錐体外路は随意運動をスムーズに行わせるために機能する錐体路以外のものすべてを総称する概念的なものである。大脳基底核の線条体、淡蒼球、中脳の赤核と黒質、および小脳が錐体外路系では重要な役割を果たしている(**資料40、資料41**)。錐体外路は下位ニューロンの活動を調節し、最終的に随意運動に影響をを及ぼすと考えられているが調節インパルスの相互作用などの詳細は不明な点が多い。

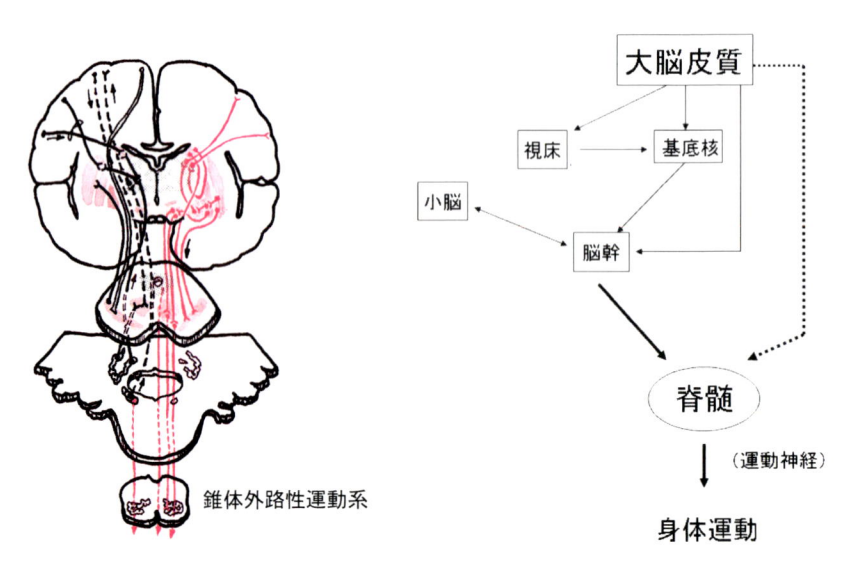

資料40　主な錐体外路経路　　　　　　資料41　錐体外路系の機能的概念

③ 錐体路、錐体外路の障害

　錐体路を経る随意運動に関する情報の伝達が何らかの原因によって妨げられると、まず障害部位より下位の麻痺が現れる。脳出血や脳梗塞に代表されるような延髄の交差より上位での障害では患部と反対側の麻痺が、脊髄疾患などのように延髄の交差より下位の障害では患部と同側の麻痺が生じる。また錐体路の障害では、麻痺の他に特徴的な神経学的異常が出現することが知られている。これを錐体路徴候（pyramidal sign）と呼ぶ（**資料42**、**資料43**）。

　錐体外路の主な症状は、様々な不随意運動（自分の意思とは関係の無い運動）である。振戦（しんせん）、ミオクローヌス、舞踏病、チック、バリスム、アテトーゼ、ジストニーなど多くの神経学的な異常が知られている（**資料44**）。

- 筋力の低下：力が入らず随意的な運動が困難になる。

- 痙　直：屈筋か伸筋のいずれかの筋緊張がとくに亢進する。このため、他動的に急に上肢あるいは下肢を動かそうとすると抵抗がある。

- 腱反射（深部反射）の亢進：腱をハンマーで叩いたときに起こる筋肉の収縮反応が高まる。

- 病的反射の出現：正常では見られない反射が見られるようになる
　　　　　　　　（バビンスキー反射：Babinski reflexなど）。

資料42　錐体路徴候一覧

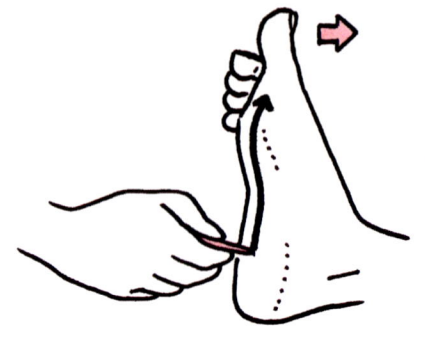

足底を尖ったもので
こすると、母趾が背
屈する反射のこと
（正常では足の趾が
足底の方に屈曲する
足底反射がみられる）

資料43　バビンスキー反射（錐体路徴候の一つ）

振　　戦　：頚部や上下肢にみられる拮抗筋が交互に収縮する動き。
舞踏様運動：不規則な速い動き。歩行時、ダンスをしているようにみえる。
　　　　　　顔をしかめたり、肩をすぼめたりし、統一のとれた運動とはならなず、精神的緊
　　　　　　張で増強する。
アテトーゼ　：手足舌のねじれるような運動。緩慢で不規則な動き。
ジストニー　：頚部、体幹、四肢近位にみられる異常な屈曲、伸展、捻転。
バリスム　　：四肢のつけ根から投げ出すような、大きく激しい常同的な運動の繰り返し。
ミオクローヌス：筋あるいは筋群の一部の急激な力強い動き。
チック　　　：顔面・頚部・躯幹のすばやい瞬間的な筋収縮。

資料44　主な不随意運動

NOTE−5

「機械工学の頂点"手"」

　私たちが日常生活で何気なく使っている"手"は機械工学の視点からみると、技術の頂点と言われている。細かい筋肉や骨からなる非常に多くの部品、隅々まで行き渡った神経系の支配、毎秒何百万もの信号のやりとりからなる脳によるコントロールなどにより、単純な運動から極めて複雑な運動、力仕事から細かい運動まで無数のパターンを作り出すことができる。540万年前〜150万年前にアフリカに存在した初期の人類の手は原始的な石器を使っていたと考えられているが、微細な動きはできなかったと考えられており、手の機能は以後、数百万年かけて急速に進化したと思われる。数年前にNASAが開発した、宇宙での船外作業用ロボット「Robonaut（ロボノート）」は、5本指の両手を器用に動かし人間と同じレベルの作業を宇宙船外活動（EVA）で行うことを目指している。最も困難なのは、複雑な動きを制御するコンピューターの能力が人間の脳に遠く及ばないという点だそうである。針に糸を通すことができるような器用なロボットが誕生するのも、そう遠い未来ではないかも知れない。

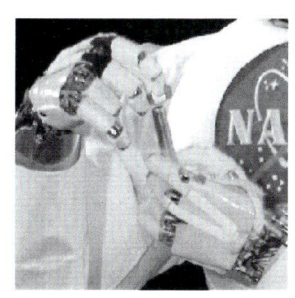

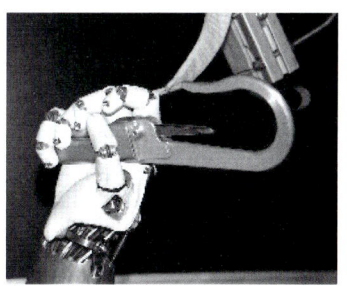

ロボノートの手（資料：NASA）

key word
大脳皮質、大脳基底核、脳幹、大脳皮質の機能の局在、錐体路、錐体外路、錐体路徴候

要 約
- 大脳皮質において、ある部位と特定の機能が密接に結びついていることを「大脳皮質の機能の局在」という。
- 脳幹は生命維持に不可欠な機能を担っている。
- 錐体路は随意運動を実行させる、中枢神経系の情報の伝達路である。
- 錐体外路は随意運動をスムーズに行うために働く。
- 錐体路が障害されると錐体路徴候が見られる。

基本問題
- 「大脳皮質の機能の局在」について説明しなさい。
- 錐体路とは何か説明しなさい。
- 錐体路が障害された場合の症状について説明しなさい。

【参考文献】
- 真島 英信『生理学』改訂第18版、文光堂(1990)
- 江藤文夫・飯島 節『神経内科学テキスト』改訂第2版、南江堂(2005)

第4章

肢体不自由の原因疾患

1 脳性麻痺
2 その他の肢体不自由の原因

第4章 肢体不自由の原因疾患

　この章では「肢体不自由」の主要な原因である脳性麻痺について、その定義、症状、原因について学ぶ。また、脳性麻痺以外の肢体不自由を引き起こす疾患や病態として、筋ジストロフィー症、骨形成不全症について概説する。

1 脳性麻痺（cerebral palsy）

1 脳性麻痺とは

　脳性麻痺（Cerebral palsy）は四肢の運動や筋肉の協調性が障害された一群の病態を指す。日本では旧厚生省脳性麻痺研究班（1968年）により定義がなされている（**資料45**）。受傷時期（受胎から新生児〔生後4週以内〕まで）、病因（原因）（脳の非進行性病変）、臨床症状（永続的な運動および姿勢の異常）、発

症時期（満2歳までに発現）、除外診断（進行性疾患や一過性運動障害、または将来正常化するであろうと思われる運動発達遅延は除外する）の各項目を満たせばその診断が成される。一般に、原因は多様でも幾つかの統一された基準を満たせばそれを一つの疾患概念とする場合、それを「症候群」と呼ぶことがあるが、脳性麻痺も後述するようにその原因は多岐にわたり、定義に規定された項目をすべて満たせば「脳性麻痺」と診断される症候群としての疾患概念である。ところで脳は胎生期から3歳位までの間に大きく発達するため、この時期に脳にダメージを受けるエピソードがあれば、生後4週を過ぎていても脳性麻痺と同様の病態になることが予想される。また、脳の傷害の程度により、運動や微細運動における"不器用さ"のみが目立つ程度のものから、実質的には随意運動は全く不可能で、筋肉のコントロールや言語によるコミュニケーション、摂食など、自立的な日常生活が全く不可能な重症例までその障害の程度は様々である。

> 受胎から新生児（生後4週以内）までのあいだに生じた、脳の非進行性病変にもとづく、永続的なしかし変化しうる運動および姿勢の異常である。その症状は満2歳までに発現する。進行性疾患や一過性運動障害、または将来正常化するであろうと思われる運動発達遅延は除外する。（旧厚生省,1968）

資料45　脳性麻痺の定義

2 脳性麻痺の原因

　遺伝子の異常、脳の外傷や低酸素症、中枢神経系の感染症など原因の如何に関わらず、発達途上の脳にダメージが加わば、いずれも脳性麻痺の原因となりうる。

出生前の原因としては、遺伝子の異常や染色体の異常と外因による脳の障害や形成異常がある。遺伝子や染色体の異常は近年出生前診断が可能なものが増えている。出生前に脳に影響を及ぼす外因には化学的な因子、感染症、胎生期の低酸素症や低栄養などが主なものである。周産期の原因としては、ハイリスクな分娩に伴う低酸素症、脳血管障害、中枢神経感染症、分娩外傷、高ビリルビン血症、新生児低血糖症などがある（**資料46**）。特に脳性麻痺の中で頻度が多い痙直型両麻痺タイプのものは、脳室周囲に限局した神経細胞の障害による脳室周囲白質軟化症（periventricular leukomalacia；PVL）がその原因として重要であることが近年の画像診断技術の進歩により明らかにされている（**資料47**）。周産期の低酸素症が重篤な場合は胎児仮死や生下時仮死となる。

　出生後、新生児期の脳性麻痺の原因としては、新生児期の呼吸・循環障害、髄膜炎、脳炎などの感染症、脳出血、転落、交通事故、虐待などに伴う頭部外傷などがある。

胎児期
○遺伝子異常、染色体異常
○胎生期の外因による脳形成異常、脳障害
　感染症：風疹、サイトメガロウイルス、トキソプラズマ、梅毒、その他
　化学因子：放射線、有機水銀、一酸化炭素、その他
○胎生期の低酸素症（栄養障害）：母親の重症貧血、妊娠中毒症、胎盤異常など

周産期
○呼吸循環障害による低酸素性・虚血性・うっ血性脳障害、頭蓋内出血
○早産児における諸要因による脳障害
○周産期仮死（fetal distress、生下時仮死）
　過強陣痛、遷延分娩、胎盤異常、臍帯巻絡、小児の心肺異常、その他
○新生児期呼吸障害
　呼吸窮迫症候群、胎便吸引症候群など
○新生児期痙攣
○高ビリンビン血症（核黄疸）、新生児低血糖症、分娩外傷による頭蓋内出血
○周産期の中枢神経系感染症

資料46　胎児期・周産期における脳性麻痺の原因

第4章 肢体不自由の原因疾患

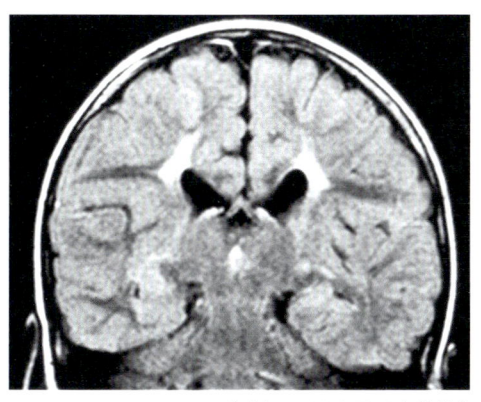

茨城県立医療大学小児科
岩崎信明博士のご好意に
よりご提供いただいた

資料47　脳室周囲白質軟化症

3 脳性麻痺の分類

　脳性麻痺に見られる症状は定義の上では運動と姿勢の異常であるが、神経学的には筋緊張の異常と麻痺が中心的な症状である。筋緊張（筋トーヌス）とは筋肉の硬さ、関節の可動域、他動的な関節のふれ具合といった現象で現われる筋肉の緊張状態を指す。麻痺は解剖学的に麻痺をしている肢体の部位により表す。

(1) 筋緊張による分類

①痙直型（spastic CP）

　このタイプは骨格筋が硬く硬直しており、他動的に筋を伸展させようとすると抵抗が生じ（伸展反射の亢進）、関節を他動的に動かすときに、ある角度に達するまでは抵抗を感ずるが、その抵抗を超えると急に力が抜けてしまう現象（折りたたみナイフ現象、ジャックナイフ現象）や、深部反射の亢進、

病的反射など、錐体路の障害がある時に特徴的に見られる錐体路徴候が認められる。広汎な大脳皮質の障害による四肢麻痺の場合などは重度の精神発達遅滞を伴うものが多い。一方、未熟児の脳室周囲への限局した出血、梗塞、PVLなどにおいては精神発達遅滞は比較的軽度であることも多い。痙直型は脳性麻痺の中で最も多いタイプである。

②アテトーゼ型（athetoid CP）

骨格筋のコントロールと協調の障害がみられ、筋肉の緊張が安定せず、余計な動き（不随意運動）が出てしまう。姿勢が定まらず崩れやく、これらの症状は安静臥位の時は出現しない。発語は困難なことが多い。アテトーゼ型の脳性麻痺の発症には大脳基底核などの錐体外路の障害が関与しており、かつては血液型不適合妊娠に伴う核黄疸がその原因となることが多かったが、近年ではまれである。

③失調型（ataxic CP）

バランスや奥行きの認知の障害がみられ、多くは筋緊張が低下している（hypotonic）。歩行は不安定でふらふらしており、手の動きも不安定である。小脳機能の障害が関与しており通常は重症例である。

以上の他、脳性麻痺には強剛（固縮）型、振戦型、などといった錐体外路症状が認められるものや、いくつかのタイプが混合したもの、分類不能のものなどがある。これらの分類のうち痙直型がもっとも多い。

(2) 麻痺をしている肢体の部位による分類 （資料48）

①四肢麻痺（quadriplegia）（tetraplegia）

四肢全てが障害されている。原因は両側錐体路を含む障害であり、障害の

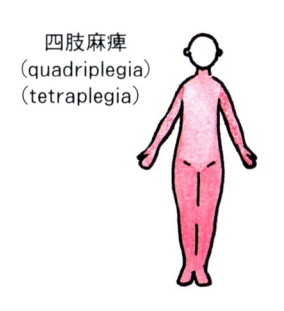

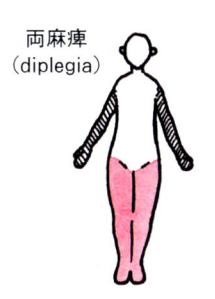

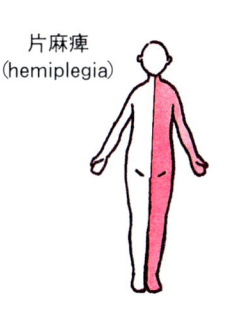

四肢麻痺　　　両麻痺　　　　　片麻痺
（quadriplegia）（diplegia）　　（hemiplegia）
（tetraplegia）

両側錐体路を含む障害・両　　典型的には痙直型で　　　　　　　　　は軽度麻痺
麻痺の重症型であることが　　脳性麻痺に多い麻痺型
多い

資料48　脳性麻痺の主な麻痺型

重度なものが多い。

②両麻痺（diplegia）

　脳性麻痺で最も多いタイプ。四肢全てが障害されているが両下肢が両上肢に比べ強く障害されており、上肢の障害は軽度である。精神発達遅滞を伴い、視覚、聴覚などの感覚障害を伴うことが多い。MRIによる画像診断の進歩により、側脳室周囲の白質の萎縮すなわち、側脳室周囲白質軟化症（periventricular leukomalacia：PVL）と痙性両麻痺（spastic diplegia）の脳性麻痺患者との関連が明らかにされた。出生体重が1000～1500g程度の早産児に比較的多く見られるが、胎生期にPVLをきたし満期産として出生する場合もあると言われている。側脳室体部側方白質を走行する皮質脊髄路（両下肢運動を支配する神経路）が両側障害されることにより、両下肢優位の痙性麻痺が起こると考えられている。

③片麻痺（hemiplegia）

　体幹のどちらか片側の麻痺。出血等に伴う一側錐体路の障害などが原因で

ある。多くの場合、上肢の障害の程度が強い。脳性麻痺で比較的多いタイプで歩行可能となることが多い。

4 脳性麻痺の合併症

　脳性麻痺では程度の差はあるが、骨格筋の緊張や痙攣、不随意運動、歩行や走行などの粗大運動の困難性、筆記やボタンをかけるなどの微細運動の困難性、認知・感覚機能の障害などのいずれかが認められる。近年は医療ケアの進歩などに伴い重症例が増加し、摂食障害や呼吸障害などを伴う例も多い。脳性麻痺は、中枢神経の傷害の多様性により、臨床症状や合併症も個々のケースにより様々な病態を示す。大脳皮質の障害を伴っている例では随伴症状として、てんかんや様々な発達障害を伴うことも多い。一方で、麻痺の程度が重度であっても、知的障害が全く無い、あるいはごく軽度のこともあることに注意しなければならない(**資料49**)。

てんかん
知的障害
構音障害
視覚障害(斜視、半盲など)
聴覚障害
認知機能障害(LD、視覚失認など)

資料49　脳性麻痺の主な合併症

NOTE－6

「胎児性水俣病と脳性麻痺」

　脳性麻痺の胎児期の原因の一つに、母体の有機水銀の摂取がある。その実例が、メチル水銀による海洋汚染に端を発した水俣病である。水俣病では、汚染された魚介類を摂取した妊婦の胎児の脳をメチル水銀が傷害し、多くの「胎児性水俣病（先天性メチル水銀中毒症）」と言われる子どもが出生した。親に重篤な障害を与えず、胎児に重い障害を与える胎児性水俣病の発見は、環境汚染が世代を越えて人類に与えるダメージがいかに大きいかという警鐘を鳴らした点で極めて重要な意味を持つ。患者は約80人にのぼると言われるが、水俣病の公式確認から約50年がたち、介護にあたる家族の高齢化が問題となっている。胎児期の短い一時期に起こった外部の環境要因が、一生涯その本人や家族を苦しませているのである。

　食品汚染やアスベスト健康被害などが問題になっている昨今、世代をこえた環境汚染の人体に対する影響の恐ろしさを改めて考えさせられる。

② その他の肢体不自由の原因

1 進行性筋ジストロフィー（musclar dystrophies）

　骨格筋に変性や壊死を来し、進行性の筋力低下を特徴とする遺伝性の疾患で、筋力低下と筋萎縮は特徴的分布を示す。乳児期から青年期にかけて筋力の低下が進行し、歩行をはじめとする日常運動の障害が徐々に出現する。遺伝形式、筋萎縮の分布、臨床経過、検査所見などにより、いくつかのタイプに分類されている。小児期に発症がみられる主要なタイプについて以下に述べる。

(1) Duchenne型筋ジストロフィー（Duchenne muscular dystrophy：DMD）

　男児出生3,000人から7,500人に1人程度の頻度で発症する。X染色体の異常によるもので、発症機序としては筋形質膜の裏うち構造の変化が、筋細胞膜の機能障害を来し、細胞外のカルシウム・イオンが細胞内へ流入し、強収縮とカルシウム活性化蛋白分解酵素により筋原線維の変性と壊死が起こるためと考えられているがいまだ完全には解明されていない。原因遺伝子は1987年に同定され、ジストロフィン遺伝子と命名され、コードされる蛋白質をジストロフィン蛋白という。この蛋白質の欠損がアクチンフィラメントと細胞膜との構造的な結合性を変化させていることが病因の一つである可能性があるとされている。原因遺伝子はX染色体ともに遺伝する劣性遺伝のため（X染色体劣性遺伝）、通常は男子にのみ発症する。小学校入学頃までに筋力の低下などの症状に気づかれることが大部分で、多くは3歳以内に発症する。筋力の低下は近位筋に強く、下肢帯より始まる。床から起きるとき、床→膝→大腿と手で支えながら立

ち上がる特徴的な登坂性起立（Gowers徴候）がみられる**（資料50）**。下腿腓腹筋部が、筋組織に代り脂肪組織の浸潤などにより堅く肥大する仮性肥大がみられることが多い。筋力低下、筋萎縮、またそれに伴う二次的な骨変形は常に進行性である。10歳代に歩行不能となり、20歳代までに死亡する事が多い。

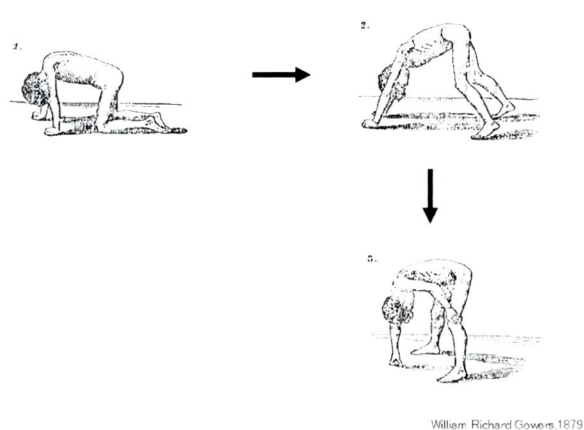

資料50　登坂性起立（Gowers徴候）

(2) Becker型筋ジストロフィー（Becker muscular dystrophy：BMD）

　Duchenne型と同様にX染色体劣性遺伝形式をとるが、Duchenne型と同一家系に発病することは普通はなく、発症年齢は通常7歳以後である。発症頻度はDuchenne型の5分の1以下である。進行速度がDuchenne型より遅く、15歳まで独立歩行が可能である。30歳代には歩行困難となり40歳代に死亡することが多い。

(3) 先天性筋ジストロフィー（congenital muscular dystrophy：CMD）

　先天的に筋力低下が見られるもので、日本では福山幸夫によって1960年に報告された福山型先天性筋ジストロフィー（Fukuyama-type congenital muscular dystrophy：FCMD）が最も多い疾患である。遺伝形式は常染色体劣性遺伝であり、異常な遺伝子によって産生された蛋白質（フクチン）によって起こると考えられている。遺伝子の異常は約2,000年前に日本人の祖先に起きた突然変異により生じたと推定されている。発症は通常8カ月以内であり、顔面筋・四肢近位筋が侵される。また、精神発達遅滞や痙攣の合併が多い。

(4) 肢帯型筋ジストロフィー（limb-girdle muscular dystrophy：LGMD）

　孤発例が半数で、男女両性がほぼ同数である。家系により少しずつ発症年齢、進行速度が異なるが、常染色体劣性遺伝のものが大部分である。多くの例では10〜20歳代に発症する。腰帯筋から肩甲帯に筋力低下、筋萎縮が広がる。進行は暖徐で、発症後20年以上を経て歩行不能となる。本タイプは複数の遺伝子の異常によるものであることが次第に明らかになり、近年は原因遺伝子をもとに、病型がより細分化されつつある。

2 骨形成不全症（osteogenesis imperfecta）

　骨形成不全症（OI：osteogenesis imperfecta）は、易骨折性（骨折しやすい）や進行性の骨変形などの骨脆弱性を示す先天性の疾患である。発生頻度は約2万人に1人と言われている。ところで、骨を鉄筋コンクリートに例えると「鉄筋」に相当するコラーゲンと「コンクリート」に相当するハイドロキシアパタイトからなるが、この疾患では「鉄筋」に相当する結合組織の主要成分であるI型コラーゲンが生まれつき少なかったり（量的異常）、しっかりしていなかったり（質的異常）することに関連するI型コラーゲン遺伝子の異常が原因

第4章　肢体不自由の原因疾患

であることが多い。

　骨形成不全症は、いくつかの病型の違いにより分類されおり、シレンス（Sillence）分類では、本症の合併症である青色強膜、象牙質形成不全の有無によりⅠ型からⅣまでに分類されている（**資料51**）。

　骨形成不全症では生後すぐに死亡してしまう重症型から、殆ど無症状のものまであるが、主な症状としては、易骨折性・進行性の骨変形などを中心とした長管骨の骨の脆弱性と脊椎の変形（脊椎圧迫骨折）、成長障害、青色強膜、象牙質形成不全、難聴（アブミ骨骨折）、関節過伸、靭帯の弛緩性、皮膚の過伸（鼠径ヘルニア、臍ヘルニア）などがある。

病型	骨変形	強膜	象牙質形成不全
ⅠA	あってもわずか	青色	なし
ⅠB	あってもわずか	青色	あり
Ⅱ	高度	不定	不明（新生児致死のため）
Ⅲ	高度進行性	なし	合併することが多い
ⅣA	あることが多い	灰色～白	なし
ⅣB	あることが多い	灰色～白	あり

(Sillence D,:Osteogenesis imperfecta:An Expanding Panorama of Variants.Clinical orthopaedics and related research 159:11-25,1981より)

資料51　シレンス（Sillence）分類

key word
脳性麻痺、痙直型、アテトーゼ型、両麻痺、四肢麻痺、片麻痺、側脳室周囲白質軟化症（periventricular leukomalacia：PVL）、進行性筋ジストロフィー、Duchenne型筋ジストロフィー、Becker型筋ジストロフィー、先天性筋ジストロフィー、肢帯型筋ジストロフィー、ジストロフィン、骨形成不全症

要約（サマリー）
- 脳性麻痺は、大脳の傷害に伴う運動と姿勢の異常である。
- 脳性麻痺は、筋緊張の異常と麻痺の部位により分類されることが多い。
- 側脳室周囲白質軟化症(PVL)は、痙性両麻痺の病因として重要である。
- Duchenne型筋ジストロフィー症ではジストロフィン遺伝子が欠失している。
- Duchenne型筋ジストロフィー症では原因遺伝子はX染色体ともに遺伝する劣性遺伝のため（X染色体劣性遺伝）、通常は男子にのみ発症する。
- 骨形成不全症の主な症状としては、易骨折性・進行性の骨変形などである。

基本問題
- 日本における脳性麻痺の定義と、主な発症原因について述べなさい。
- Duchenne型筋ジストロフィー症の主な症状と臨床経過について説明しなさい。
- 骨形成不全症の主な症状について説明しなさい。

【参考文献】
- 宮本信也・竹田一則　障害科学の展開　第4巻『障害理解のための医学・生理学』明石書店(2007)

第5章

病弱、身体虚弱とは

第5章 病弱、身体虚弱とは

　本章では「病弱、身体虚弱」という言葉の定義、およびその原因について歴史的な変遷を概観する。

　病弱や身体虚弱という用語は医学用語ではなく、病弱とは「身体が弱く病気がちである」こと、身体虚弱とは「体力がなく弱い」という、本来一般用語としての表現である。行政用語としては「病弱とは、慢性疾患等のため継続して医療や生活規制を必要とする状態、身体虚弱とは、病気にかかりやすいため継続して生活規制を必要とする状態をいう」（文部科学省）とされ、法令上では学校教育法施行令において、養護学校に就学させるべき病弱者について「一　慢性の呼吸器疾患、腎臓疾患及び神経疾患、悪性新生物その他の疾患の状態が継続して医療又は生活規制を必要とする程度のもの。二　身体虚弱の状態が継続して生活規制を必要とする程度のもの。」（第二十二条の三）と規定されている。この定義からわかるように、日本において教育行政で用いられる病弱や身体虚弱の状態は、一般の人々が享受することのできる医療技術の水準をはじめ、社会の衛生状態や経済状態、個人の経済状況や（衛生や健康に対する）知的水準あるいは価値観といったものも含め、様々な環境的要因により大きく変化しうる。具体的には、有史以来、長きにわたり人類を苦しめてきた栄養失調や結

第5章 病弱、身体虚弱とは

核をはじめとする多くの急性、慢性の感染症は、日本においても歴史的に小児期における健康上の問題として大きなウェイトを占めていた。これらは、第二次世界大戦終結後の経済成長に伴う食糧事情の改善や、抗生物質をはじめとする医療水準の改善に伴い大きく減少した。昭和40年代後半頃からは、気管支喘息をはじめとするアレルギー疾患が、罹患率の増加に伴い病弱児の原因として取り上げられるようになった。またこの頃から、小児医療は診断・治療面で飛躍的に進歩し、それに伴い小児疾患に対する医療が専門分化し、より高度化したことにより、ネフローゼ症候群に代表されるような慢性腎疾患、糖尿病や下垂体性小人症などの内分泌疾患、先天性心疾患などの内部疾患を中心とした慢性疾患がその対象として大きなウェイトを占めるようになった。今日では病弱養護学校には生活習慣病としての肥満、白血病などの悪性腫瘍などをはじめ、心身症等の児童・生徒の占める割合が多くなる一方、医療的ケアを必要とする重度・重複障害児も数多く在籍している。このように、現在では従来の範疇に留まらず、多様な原因により医学的配慮を必要とする児童生徒が病弱、身体虚

新生物	7
血液疾患	536
内分泌	145
心身症等	878
筋ジス等	522
循環器系	188
呼吸器系	430
消化器系	67
皮膚疾患	63
骨格系	157
腎臓疾患	356
先天性疾患	160
損傷	85
虚弱肥満	272
重度重複	1221
その他	385
病連類調査表より（平成13年5月1日現在 総数5480人）	

頻度の多い疾患
1．重度重複
2．心身症
3．血液疾患
4．筋ジス等
5．呼吸器系
6．腎臓疾患
7．肥満
8．循環器系
9．先天性疾患

資料52　病弱・虚弱の原因一覧

弱教育の対象となっている（**資料52**）。一方で、治療法の進歩や患児のQOLを重視する観点から施設入院療法などの適応が多くの疾患において限定されるようになり、1950年代には主として結核児の療養などを目的として全国に設置された厚生省所管の虚弱児施設も、1998年の児童福祉法の改正に伴い児童養護施設に移行し、医療を必要とする児童は対象外となった。今後、慢性疾患等の内部障害を持ちながら、自宅から小中学校に通学する児童生徒はますます増加することが予想され、教育現場では、個々の児童生徒の疾患に関連した生活規制の理解と配慮、児童生徒に対する自己管理に関する指導能力の向上が一段と求められることになると思われる。

第5章　病弱、身体虚弱とは

NOTE−7

「病める子」

　エドヴァルド・ムンク（Edvard Munch）は、19世紀後半から20世紀初頭のノルウェーを代表する画家である。彼の作品は、人間の潜在意識の根幹に存在する、不安や死などを表現したものが多い。1925年に描かれた「病める子」という作品は、彼自身が姉と母親を結核で亡くした深い心の傷を持ちながら、結核という不治の病に侵された少女の、死を待つばかりの人間の悲嘆をモチーフにしたものである。日本でも結核は、第二次世界大戦後の経済成長と抗結核薬による治療法が一般化するまでは、病弱・虚弱といった概念の主要な原因であった。今の日本では、結核をはじめとした感染症の恐怖を多くの人が忘れてしまっているように思われる。しかし、見かけ上平穏な私たちの今の社会も、突然感染症の恐怖に慄く時代に逆戻りする可能性があることは、最近のSARSや新型インフルエンザを巡るエピソードを持ち出すまでもない。この絵を見るたびに、感染症の恐ろしさと、それに飲みこまれてしまう人間の無力さ、悲哀を切々と感じる。

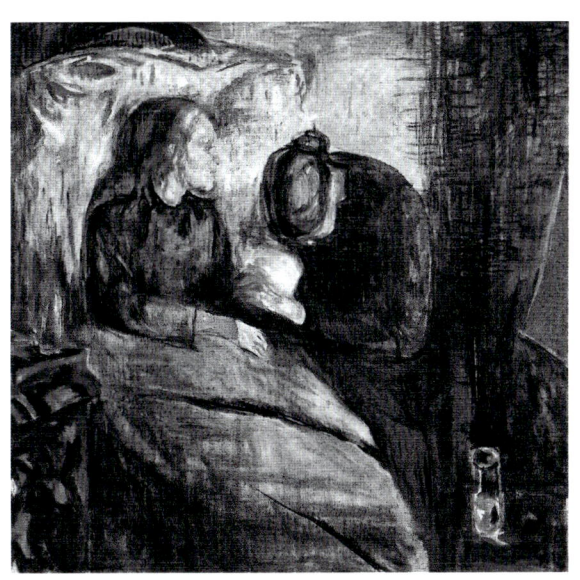

エドヴァルド・ムンク作『病める子』　ムンク美術館蔵

key word
病弱、身体虚弱、学校教育法施行令

要約（サマリー）
- 病弱とは、慢性疾患等のため継続して医療や生活規制を必要とする状態である。
- 身体虚弱とは、病気にかかりやすいため継続して生活規制を必要とする状態である。
- 教育現場では、慢性疾患児に関連した病態の理解と配慮が重要である。

基本問題
- 日本において病弱、身体虚弱の対象となる小児の原因の変遷について考察しなさい。

【参考文献】
- 宮本信也・竹田一則　障害科学の展開　第4巻『障害理解のための医学・生理学』明石書店（2007）
- 中村満紀男・前川久男・四日市章『理解と支援の障害児教育』コレール社（2004）

第 6 章

病弱、身体虚弱の原因疾患

1　アレルギー疾患
2　肥満
3　血液・腫瘍疾患
4　腎疾患（ネフローゼ症候群）
5　てんかん
6　心身症
7　重度・重複障害

第6章 病弱、身体虚弱の原因疾患

　この章では「病弱、身体虚弱」の主要な原因であるアレルギー疾患（気管支喘息、アトピー性皮膚炎、食物アレルギー）、肥満、血液・腫瘍疾患、腎疾患（ネフローゼ症候群）、てんかん、心身症、重度・重複障害について概説する。

1 アレルギー疾患

1 アレルギーとは

　アレルギー（allergy）という用語は1906年にvon Pirquetによって造られたもので、ギリシャ語の"allos"と"ergon"という二つのことばを合わせたもので、"allos"は"変化した"、あるいは"変わる"という意味、"ergon"は"力"、という意味である。それまでの状態から、何らかの理由によって変化

した反応を示すということを指す。現在、アレルギー体質とは「あるものに敏感になってしまい、そのものに触れたり、食べたり、吸い込むことによってさまざまな症状が出現する体質」のことを意味し、その敏感になってしまった「あるもの」のことを抗原（アレルゲン）という。抗原（アレルゲン）は通常たんぱく質であり、また抗原（アレルゲン）との接触によって起こる反応をアレルギー反応という。主な抗原（アレルゲン）は、吸い込むもの（吸入抗原）としては、家のホコリ（ハウスダスト）、ダニ、花粉などが、たべもの（食物抗原）として、卵、牛乳、小麦、米、大豆、ピーナッツ、そばなどをはじめ多くの物が知られている。

　小児にみられる代表的なアレルギー疾患としては、気管支喘息、アトピー性皮膚炎、蕁麻疹、アレルギー性鼻炎などがあるが、ここでは頻度の多い、気管支喘息、アトピー性皮膚炎および食物アレルギーについて説明する。

2 気管支喘息（asthma）

(1) 気管支喘息とは

　小児気管支喘息とは「発作性に笛性喘鳴を伴う呼吸困難を繰り返す疾病であり、発生した呼吸困難は自然ないし治療により軽快、治癒するが、ごく稀に致死的である。その病理像は、気道の粘膜、筋層にわたる可逆性の狭窄性病変と、持続性炎症および気道リモデリングと称する組織変化からなるものと考えられている。臨床的には、類似症状を示す肺・心臓、血管系の疾患を除外する必要がある。」（日本小児アレルギー学会、2005）と定義され、日本における小児の慢性呼吸器疾患の中で最も頻度の多い疾患である。その特徴として、90％以上がダニやハウスダストなどの吸入抗原に対するアレルギー体質を伴っていることが挙げられる。近年その増加が指摘されており、有症率は地域や疫学調査の方法によって異なるが、約5〜10％強と推測されている。

喘息の発作が起きた際には喘鳴(ゼーゼーヒューヒューという呼吸音の異常)、咳嗽、呼吸困難に伴う様々な症状が出現する。日本小児アレルギー学会では発作の程度を呼吸状態により小、中、大発作、呼吸不全の4段階に分類している(**資料53**)。また喘息児の重症度は、一定期間にどの程度の発作がどれくらいの頻度で起きたかにより**資料54**のように判定される。小児の場合には小発作が持続していても、自他覚症状が乏しかったり、本人が呼吸困難を我慢して、周囲の者が児の状態を正確に把握できていない場合があるので注意が必要である。

　学齢期の小児の日常生活においては、学校生活が占める割合は時間的に多く、身近な教員が喘息児童に対し、個々の状態(病態)を理解し適切な配慮を行うことは、児の良好なQOL (quality of life) を得るために不可欠である。家庭や教育現場をはじめとした日常生活での留意点を以下に述べる。

		小発作	中発作	大発作	呼吸不全
呼吸の状態	喘鳴	軽度	明らか	著明	減少または消失
	陥没呼吸	なし～軽度	明らか	著明	著明
	呼気延長	なし	あり	明らか※	著明
	起坐呼吸	横になれる	座位を好む	前かがみになる	
	チアノーゼ	なし	なし	可能性あり	あり
	呼吸数	軽度増加	増加	増加	不定
覚醒時における小児の正常呼吸数の目安			<2カ月 <60/分 2～12カ月 <50/分 1～5歳 <40/分 6～8歳 <30/分		
呼吸困難感	安静時	なし	あり	著明	著明
	歩行時	急ぐと苦しい	歩行時著明	歩行困難	歩行不能
生活の状態	話し方	一文区切り	句で区切る	一語区切り	不能
	食事の仕方	ほぼ普通	やや困難	困難	不能
	睡眠	眠れる	時々目を覚ます	障害される	
意識障害	興奮状況	正	やや興奮	興奮	錯乱
	意識低下	なし	なし	ややあり	あり
PEF	(吸入前)	>60%	30～60%	<30%	測定不能
	(吸入後)	>80%	50～80%	<50%	測定不能
Spo₂ (大気中)		≧96%	92～95%	≦91%	<91%
Paco₂		<41mmHg	<41mmHg	41～60mmHg	>60mmHg

判定のためにいくつかのパラメーターがあるが、全部を満足する必要はない。
※多呼吸のときには判定しにくいが、大発作時には呼気相は吸気相の2倍以上延長している。
注)発作程度が強くなると乳児では肩呼吸ではなくシーソー呼吸を呈するようになる。吸気、呼気時に胸部と腹部の膨らみと陥没がシーソーのように逆の動きになるが、意識的に腹式呼吸を行っている場合はこれに該当しない。

小児気管支喘息治療・管理ガイドライン(2005)より

資料53　小児気管支喘息の発作強度

第6章　病弱、身体虚弱の原因疾患

発作型	症状程度ならびに頻度
間欠型	● 年に数回、季節性に咳嗽、軽度喘鳴が出現する ● ときに呼吸困難を伴うこともあるが、β_2刺激薬の頓用で短期間で症状は改善し、持続しない
軽症持続型	● 咳嗽、軽度喘鳴が1回/月以上、1回/週未満 ● ときに呼吸困難を伴うが、持続は短く、日常生活が障害されることは少ない
中等症持続型	● 咳嗽、軽度喘鳴が1回/週以上。毎日は持続しない ● ときに中・大発作となり日常生活が障害されることがある
重症持続型1	● 咳嗽、軽度喘鳴が毎日持続する ● 週に1〜2回、中・大発作となり日常生活が障害される
重症持続型2	● 重症持続型1に相当する治療を行っていても症状が持続する ● しばしば夜間の中・大発作で時間外受診し、入退院を繰り返し、日常生活が制限される

小児気管支喘息治療・管理ガイドライン(2005)より一部改編

資料54　小児気管支喘息の重症度

(2) 気管支喘息児の日常生活における留意点

①体育活動

　喘息児童の中には、運動により発作症状が出現する運動誘発喘息（exercise induced asthma：EIA）を持つ者が多い。特に寒冷期にランニングなどにより過呼吸を行う場面で出現することが多い。当日の登校時には全く症状が無く、体育の授業などで突然発作を発症することがある。主治医からの予防薬物の指示やその実施の有無、あるいは発症時の対処法などについて普段から家族と連絡をとり、情報を共有しておくことが重要である。

②清掃活動・飼育当番など

　小児の喘息患者はほとんどがアトピー型であり空気中のダニの菌体成分やハウスダストなどの吸入により発作が誘発されることが多い。そのため室内の清

掃活動にあたっては配慮が必要となることがある。また、動物の上皮などに感受性を示す者もおり、動物の世話や飼育小屋などの清掃当番にあたっては十分な注意が必要である。

③宿泊旅行

　通常発作が起きないように良好に管理されていれば、宿泊旅行を制限されることはない。しかし、心理的な緊張や興奮、宿泊する部屋の状況（ほこりっぽい、大部屋で枕投げをして騒ぐなど）、気象の急激な変化（気温の低下や気圧の変化）など予測できないエピソードにより突然発作を起こすリスクは高い。主治医による治療内容のステップアップを中心とした短期間の変更や、緊急時にそなえて旅行先の医療機関への紹介状を家族を通して手配しておくなど、事前に対応をとっておくことが望ましい。

④タバコ

　受動喫煙は決してあってはならない。喫煙者は、患児の前で喫煙しなければ影響はないと誤解しいている場合が多いが、服についた匂い、車内や室内に残った匂いなどでも発作は十分誘発されうる。対象児の生活空間全般から周囲の者の喫煙習慣を完全になくす努力を行うべきである。

⑤ペット飼育

　小児の気管支喘息患者はほとんどの者が、ダニやハウスダストに対してアレルギーを持っているが、ダニは人や動物の上皮を食べて繁殖するため、ペットの室内飼育は室内にそれらをまき散らすことになり、ダニを増加させることにつながるので避けるべきである。また、その動物への僅かな接触でも鼻汁、くしゃみ、眼のかゆみなどの強いアレルギー症状が出現した既往のある場合には、屋外でも飼育はできない。

⑥居住空間、寝具など

　居室は風通しのよい、板の間やフローリングの床の方が古い畳やじゅうたんよりも一般的にはダニが繁殖しにくいと言われている。また、寝具もダニなどの抗原（アレルゲン）を封じ込める特殊な素材の寝具などが開発されている。ただ、環境改善のために大きなコストをかけることは必ずも現実的ではない。通常はハウスダスト、食物かす、人の上皮（ふけ）などが、一定の狭い空間に長期間蓄積しないように日常生活の中で可能な範囲内で留意すること、すなわち、こまめに掃除を行う、寝具はシーツのクリーニングを適切に行う、寝室やこどもの居住空間で飲食を無制限に行わない等の少しの注意をすることで大きな効果が見られ場合も多い。

(3)　気管支喘息の発作時の処置

　喘息児が家庭において発作が起きた場合の対処は通常、主治医から指示されいるので、事前に家族から（重症児等の場合は可能であれば主治医からも）情報を得ておく。児が携帯型の定量噴霧式の気管支拡張剤などを携行しており、発作が軽度であれば、保護者の了解を得た上で保健室等で本人にこれを行わせることも可能であり、小発作や運動に伴う一過性の症状の場合は、これで軽快することも多い。大切なことは本人が呼吸困難を自覚しているにも関わらず、何らかの理由（恥ずかしい、怖いなど）により我慢することがあってはならない。また保健室等の観察下であっても呼吸困難などの症状が進行する場合、あるいは保護者と連絡がとれない場合などは医療機関受診のタイミングが遅れることのないよう注意が必要である。

3 アトピー性皮膚炎（atopic dermatitis）

　アトピー性皮膚炎は、「よくなったり悪くなったりをくり返すかゆみのある

湿疹を主な病変とし、患者の多くはアトピー素因をもつ」と定義される。小児のアトピー性皮膚炎では乳児では症状が2カ月以上、その他では6カ月以上症状が続くことが診断の前提として必要である。ここで言うアトピー素因とはアレルギー体質と同義である。すなわち①家族、兄弟などに気管支喘息、アレルギー性鼻炎・結膜炎、アトピー性皮膚炎などの人がいる　②血液中にIgE抗体を多く持つなどの体質がある　ことなどを指す。患者は特に乳幼児期には卵、牛乳、小麦などの食物に、また1歳以降ではダニに対するアレルギーを持っている者が多い。小児のアトピー性皮膚炎の主な皮膚病変としては、乾燥皮膚、紅斑（顔の皮膚または頭の皮膚を中心として赤くなる）、丘疹（ぶつぶつ）や耳朶の下部にいわゆる耳切れが見られることが多い。また患部皮膚には掻いた痕（掻破痕）があることが多い。学童においては、頸部皮膚または腋窩、肘窩もしくは膝窩の皮膚を中心として、つまむと硬いきめの粗い皮膚（苔癬化病変）がみられることが多い。乳児期の症状が中等症以上の場合、分泌物を伴う湿潤性の病変や感染症の合併により症状は急激に増悪する（**資料55**）。アトピー性皮膚炎の原因（誘因）としては、アレルゲン（例えばダニ）の皮膚への直接的な接触によるアレルギー反応による場合も考えられるが、食物アレルギーの場合には消化管から血流を介し、皮膚に到達した抗原によるアレルギー反応も関

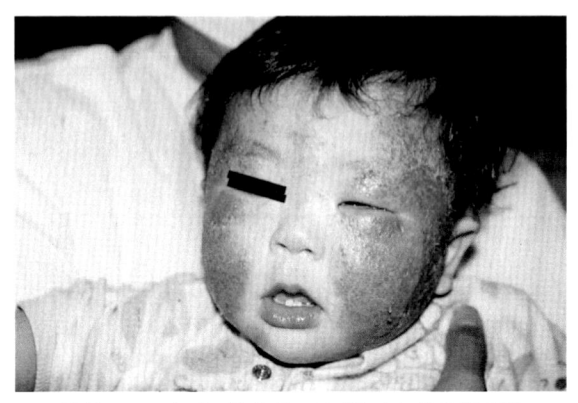

資料55　アトピー性皮膚　※感染症に伴う増悪例

与している。さらに患児における素因としての皮膚のバリア機能の脆弱さの存在なども基礎的な要因として推測されているが、まだ不明な点も多い。アトピー性皮膚炎の治療は、皮膚の洗浄や保湿剤塗布などによるスキンケアとステロイド剤の外用を中心とした薬物療法が中心である。ステロイド外用剤は同じところに長い間塗り続けるとその部分の皮膚がうすくなる、皮膚が赤くなりすぎる、皮膚がテカテカになる、おできができやすくなる、毛深くなるなどの副反応があるので、それに注意しながら使用されるが、専門医の管理下で適切な使用が行われている場合には、これらの副反応が問題となることは少ない。むしろ現時点において、アトピー性皮膚炎の炎症を十分に鎮静しうる薬剤で、その有効性と安全性が最も科学的に立証されている薬剤はステロイド外用剤であると考えられている。近年、新しい免疫抑制剤の外用薬が認可され、小児でも処方可能となりその有効性が確認されており、今後その適応が広がることが予想される。食物アレルギーの関与が明らかなものについては原因食物に限って除去食が行われる場合もあるが、成長への影響を十分考慮し、専門医の指示のもとに行われるべきである。学校生活においては、痒みにより授業等に集中できない、皮膚病変によるコスメティックな問題による心理的なストレス、周囲からの誤解、体育活動後のスキンケア（シャワーが使用できる環境）など、多面的な配慮が必要である。

4 食物アレルギー（food allergy）

(1) 食物アレルギーとは

　食物アレルギー（food allergy）は、「原因食物を摂取した後に免疫学的機序を介して生体にとって不利益な症状（皮膚、粘膜、消化器、呼吸器、アナフィラキシー反応など）が惹起される現象」と定義されている（2004年；日本小児アレルギー学会）。その機序はまだ不明な点も多いが、一般には食物中の物質

に対して免疫系がはたらき、その結果なんらかの症状が引きおこされるもので、免疫グロブリンの中のIgE抗体が関与するIgE依存性反応とIgE抗体が関与しないIgE非依存性反応に分類されている。日本では乳児の5～10％、学童の1～2％が罹患していると推定されている。原因食品としては、乳児期においては鶏卵、乳製品、小麦の順に、7歳から19歳の学齢期においては、そば、えび、小麦が上位を占めている。食物アレルギーの主な症状としては、皮膚症状、呼吸器症状、粘膜症状、消化器症状、全身性のアナフィラキシーなどが多い。以下にその主な症状をまとめた。

(2) 食物アレルギーの主な症状

①皮膚粘膜症状

　食物アレルギーにおいて高頻度に認められる症状で、食物摂取後数分で全身性に急性蕁麻疹、血管性浮腫の症状で出現する。強い痒みを伴う膨疹が腹部、背部、四肢など全身に広がり、口唇の浮腫などの粘膜浮腫とともに、眼瞼浮腫も進行し、眼が開かない程まで腫れあがることも稀ではない。

②呼吸器症状

　鼻汁、鼻閉、くしゃみなどの上気道粘膜の刺激症状と気道狭窄症状、喉頭浮腫、気管支喘息などの下気道の症状からなる。特に、喉頭浮腫は嗄声（声がれ）、呼吸困難へと進行する危険性があり注意が必要な症状である。

③消化器症状

　原因食物摂取後数分から数時間以内に吐き気、嘔吐、腹痛、下痢などを来す。また、食物アレルギーにおける消化器症状の特殊な型として、OAS (oral allergy syndrome) と言われる病態が知られている。OASは食物摂取後、口内のヒリヒリ感、腫脹、喉頭閉塞感へと進行する口腔粘膜の接触性

蕁麻疹で、花粉症アレルギーやラテックスアレルギーの患者がリンゴ、キウイ、ニンジン、セロリ、トマト、アーモンド、クルミなどの新鮮な果物、野菜、ナッツ類などの摂取に伴って生じる。この反応は花粉アレルゲンと植物性食物アレルゲンに共通する抗原分子によると考えられている。

④重篤な全身症状（アナフィラキシー）

多くは原因食物摂取数分後から口唇や舌、咽頭の浮腫、掻痒感、吐き気、嘔吐が見られる。上述の皮膚、呼吸器、消化器症状とともに、全身の低血圧、血管性虚脱を来たして急激な循環不全に陥り、放置すれば心停止に至る。ごく初期から意識障害やチアノーゼが出現することもある。またアナフィラキシーの特殊な型として、特定の食物を摂取後4時間以内に運動した際に、蕁麻疹や喉頭浮腫、アナフィラキシーが出現する食物依存性運動誘発アナフィラキシー（FDEIAn；food dependent exercise-induced anaphylaxis）があり、小麦、エビやカニなどの甲殻類、果実、牛乳、セロリ、魚類などが原因となることがある。

(3) 学校における食物アレルギー児への対応

食物アレルギーの原因食品は多岐にわたり、症状も軽微なものから生命に関わる重篤なアナフィラキシーまで様々であるため、対象となる児童に対する画一的な対応は困難である。食物アレルギー児一人一人の原因物質や食物除去の内容を十分把握し、学校給食などにおいては、その配慮を厳密に行う必要がある。具体的には別メニューの調理、一部食品の代替、弁当の持参などである。また近年、重篤なアレルギー症状を起こしうる者に携帯用の昇圧剤（エピネフリン：商品名エピペン）が処方されている場合があり、どのようなタイミングでだれが処置を行う可能性があるか、緊急時の連絡体制などを本人、家族、主治医と学校が情報の共有をしておくことが重要であると思われる。

NOTE−8

「小児喘息はなぜ増えている？」

　文部科学省の学校保健統計調査によると、喘息に罹患している児童・生徒の数はこの35年で、小中学校で6倍も増加している。その理由としては様々な仮説が出されているが、未だはっきりした原因はわかっていない。代表的なものとしては、居住環境の密閉度が高くなり、家屋の保温、保湿能力が高くなったため、室内でアレルギーの原因となるダニの生息環境が良くなってしまったため室内のダニが増加した、あるいは、こどもの栄養状態が良くなったため、栄養状態に左右される免疫反応の力が強くなり、免疫反応の一種であるアレルギー反応も出現しやすくなったなどがある。また、近年は、乳児期からの行き過ぎた衛生管理により寄生虫やその他の感染症が無くなり、その清潔すぎる環境により感染症に対して免疫システムが働く機会を減少させることになってしまい、これがアレルギー免疫システムのいわば暴走とも言えるアレルギーを引き起こしやすくしているのではないかという仮説が提唱され「衛生仮説（hygine hypothesis）」と言われている。

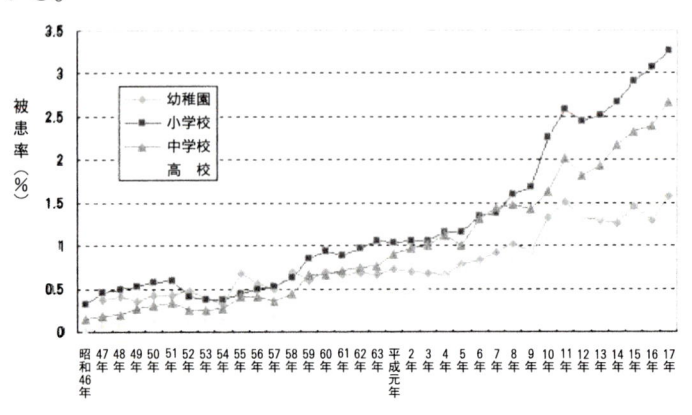

小児喘息の被患率推移（平成17年）文部科学省：学校保健統計調査

② 肥　満 (obesity)

　肥満とは「脂肪組織が過剰に蓄積した状態」（日本肥満学会、1999）と定義されるが、小児では日本小児科学会により肥満度にもとづいた肥満児の判定基準が提言されている（**資料56**）。また肥満に起因ないし関連する健康障害（医学的異常）を合併する場合で、医学的に肥満を軽減する治療を必要とする病態は「肥満症」という疾患概念として定義されている。肥満は原因となる内分泌疾患や染色体、遺伝子の異常、あるいはある種の薬物の投与などが原因となり二次的に肥満状態になっている症候性肥満と、カロリー摂取と消費のバランスがプラスに傾いているために発生する単純性肥満とに分類される。特に単純性肥満の場合、日常生活習慣に起因するカロリー摂取と消費のバランスが病態形成に密接に関与しているので、治療に際しては家庭、学校を含めた生活内容への包括的な指導的介入が重要である。

　近年、成人において内臓脂肪型肥満（内臓肥満・腹部肥満）に高血糖・高血圧・高脂血症のうち2つ以上を合併した状態をメタボリックシンドローム（metabolic syndrome）と呼び、生活習慣病のハイリスクグループとして認識されるようになっている。小児においても学童期に形成された肥満は、思春期から成人肥満へ移行し、高脂血症、高尿酸血症、脂肪肝、耐糖能異常などの様々な生活習慣病のリスクを高める可能性が高いことが次第に明らかにされ、小児においてもメタボリックシンドロームの診断基準が提唱されている（2007、大関ら）（**資料57**）。

　肥満の治療としては、症候性肥満の場合には原因疾患の治療が必要であり、原疾患の改善が肥満の改善に繋がる場合が多い。一方、単純性肥満の場合は、摂取カロリーの適正化と運動による消費エネルギーの増大をはかることの二点が治療の柱になる。しかし、多くの場合、単に栄養士や主治医からこれらの指

〈定義〉
「18歳未満の小児で肥満度が20％以上, かつ有意に体脂肪率が増加した状態」

※　肥満度 ＝ $\dfrac{実測体重 － 標準体重}{標準体重}$ ×100％

〈体脂肪率の基準値（測定法を問わない）〉
男児：（小児期全般）25％
女児：11歳未満30％, 11歳以上35％

資料56　肥満児の判定基準

腹囲が男女共に「80センチ以上」、もしくは「身長×2分の1以上」。
かつ以下の3項目中の2項目以上あてはまる。
(1) 血清脂質：中性脂肪120（大人は150）mg/dl以上かつ、または、HLDコレステロール値が40（大人も同じ）mg/dl未満。
(2) 血圧：最高（収縮期）血圧125（大人は130）mmHg以上かつ、または、最低（拡張期）血圧70（大人は85）mmHg以上。
(3) 血糖値：空腹時血糖値100（大人は110）mg/dl以上。

2007年4月、厚生労働省研究班（主任研究者：浜松医科大学　大関武彦）

資料57　小児のメタボリックシンドローム診断基準（8〜15歳）

導を行っただけでは効果は上がらない。日本小児科学会の提言（2002）では(1)自分の生活活動を自分でモニターさせる　(2)冷蔵庫にコーラ、牛乳、ジャム、ピーナッツバターなどを入れない。過度の刺激物も避ける　(3)家の中にゲーム機を入れないようにする　(4)サブゴールの設定：毎日の目標を設け、その到達度を毎日評価し、時には賞罰を設け意識の再構成・最強化を行う　などの本人を含めた家族全体の食行動、生活行動の意識、見直しが重要であるとしている。また運動はただノルマを課すのではなく、野球やサッカーなど好きな種目があれば、それを利用したり、可愛がっている犬の散歩を児の日課とするなど日常生活の中にうまく組み込む工夫が必要である。

学校での留意事項としては、症候性肥満の場合には家族、あるいは主治医と連絡を取り、原疾患や投与薬物の副反応に関する情報を入手し、学校生活における留意点を十分理解認識しておくことが重要である。単純性肥満の場合で特に前述の肥満症が疑われる場合には家族に医学的管理の有無を確認し、それが無い場合には専門医の受診、管理等を勧めることが望まれる。ただし、保護者にも肥満が認められる場合など、家族内で児の肥満に対する病識が乏しい場合には的確な情報を提供し、定期検診などの機会ごとに児の状況を確実にフォローアップしていく。肥満児童は容姿や運動能力の低さなどに起因して、本人が劣等感を持ったり周囲から特別視されることも多い。マラソン大会や運動会など衆人環視の中での競技等が精神的な負担にならないような適切な工夫や配慮が望まれる。

NOTE-9

「肥満の女」

　平安時代の末期、12世紀ころに描かれたとされる絵巻「病草子（やまいのそうし）」に肥満の女性を描いた一作品がある。そこには、以下のような説明が書かれている。

「ちかごろ、京の七条あたりに、女の高利貸しがいた。悪どい商法が成功して、たちまちのうちに金満家になった。満ち足りて、なに不自由ない暮らしに、朝夕美食をするうちに、みるみる肥満体になった。立居振舞はむろんのこと、行歩も思うに任せない。外出などには、付添の女たちが両方から肩をかさねばならぬ有様であった…」

　つまり、美食が行きすぎて、後天的に肥満になった単純性肥満の最も古い記録であろうか。この当時は、栄養が行きすぎて肥満になる（肥満になれる）人の方が少なかったはずなので、この様な例はとても珍しかったのであろう。「満ち足りて、なに不自由ない暮らしに、朝夕美食をするうちに…」という一文から、この作者はすでに運動と食事が肥満の原因であることを推定しており、その客観的な洞察力に驚かされる。

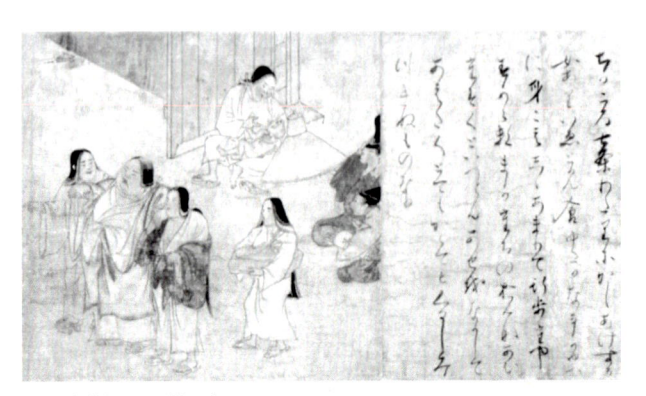

病草紙　肥満の女
福岡市美術館蔵（松永コレクション）　撮影：山崎信一

③ 血液・腫瘍疾患（neoplastic disease and leukemia）

　小児に発生する種々の組織の悪性腫瘍すなわち小児がんは、不慮の事故を除けば子どもの主要な死亡原因を占める。白血病、脳腫瘍、悪性リンパ腫、神経芽腫、ウイルムス腫瘍など癌化した組織に応じた治療法が選択される。治療は通常は化学療法の組み合わせを原因となったがん細胞の特性に併せて、多施設間の共同研究で決められた標準的なスケジュール、すなわちプロトコール（治療計画）（**資料58**）に沿って治療をすすめていく。個々の疾患のプロトコールの詳細は本稿では述べないが、教育の現場などでは、対象となる児がどのような治療スケジュールのどの段階にあるのかを可能な範囲で情報収集し把握して

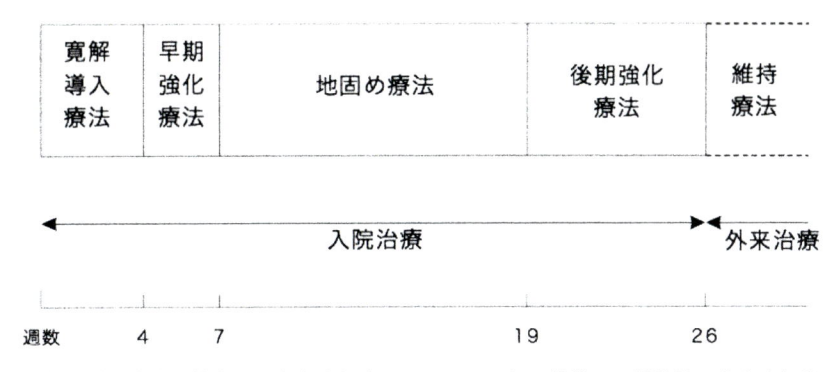

寛解導入療法	早期強化療法	地固め療法	後期強化療法	維持療法

入院治療　　　　　　　　　　　　　　　　　外来治療

週数　　4　　7　　　　　　　　　　19　　26

※寛解導入療法　検査上、白血病細胞が見つけられない状態、顕微鏡的に白血病細胞が骨髄の5％以下の状態を目指す治療

九州・山口小児がん研究グループ（http://kyccsg.org/）

資料58　小児白血病初期治療の概要（例）

おくことが、児への長期にわたる教育的支援を実施する上では有用である。一概には言えないが、腫瘍細胞の種類によっては過去数十年間の化学療法、放射線治療、外科的治療などの専門医、専門施設における集学的治療法の進歩によって予後の改善に著しいものも見られる。

　白血病においては初期の入院による化学療法により癌細胞が消失した状態（寛解）を得て、その後の外来通院における化学療法の継続に移行する。細谷によれば学校への復学に際しては化学療法による体調不良のための欠席、ボディイメージの変化による登校拒否、学業の遅れ、友人関係の問題、学校側の理解不足などが問題点として挙げられている。また他の小児がんにおいても児の復学時の病状の理解、予後の把握、児の病識の把握、学校生活における配慮事項など、個々のケースにより大きく異なるので、主治医、家族と密接に連絡を取り、心理的な側面から十分に対応することが望まれる。また「がんの子どもを守る会」などの支援団体により「がんの子どもの教育支援に関するガイドライン」などの資料も作成されており是非参照されたい。

④ 腎疾患（ネフローゼ症候群）（nephrotic syndrome）

　ネフローゼ症候群は腎の糸球体の異常により尿中より多量の蛋白が失われることにより、低蛋白血症、低アルブミン血症となり浮腫や高脂血症を呈するものを症候群としたものである（**資料59**）。したがって、本症候群に至る原因は単一ではないが、小児期に頻度が高いものは腎の糸球体に光学顕微鏡レベルでは変化の認められない、微小変化型ネフローゼ症候群である。初発時の症状としては眼瞼部などの限局性の浮腫で気付かれることが多いが、無治療のまま症状が進行すると全身性の浮腫や、腹水なども見られ、循環血漿流量の低下によりショック状態となる。治療としては副腎皮質ホルモン剤（ステロイド）の内服や、症例によっては免疫抑制剤などが治療計画に沿って使用される。

　日常生活における活動の管理については、かつては厳格な運動制限が行われた時期もあるが、近年は、蛋白尿が消失し安定している時期では、学校の体育に参加することで再発するリスクが高まる根拠は必ずしも明らかではないと考えられ、むしろできるだけ不要な制限を行わないよう配慮されるようになってきている。また水分制限や塩分制限を含む食事療法についても、日本腎臓学会よりガイドラインが提示されている（**資料60**）。微小変化型ネフローゼ症候群ではステロイドに対する感受性が高く、蛋白尿が消失し、ステロイド投与が中止された後の生活制限や食事制限は原則的に不要であるが、主治医から日常生活における注意事項に関する情報を事前に確認し得ておくことが必要である。治療初期は比較的高用量のステロイド剤が投与される。それに伴って満月様顔貌や食欲の亢進など客観的に把握しやすいものから、易感染性や骨粗鬆症、高血圧など、日常生活の中では捕らえにくいものまで、同剤の副反応について教職員は十分理解しておき、インフルエンザをはじめとした感染流行時の早期休学など、状況により臨機応変に対応することが必要である。

1．蛋白尿：1日の尿蛋白量は3.5g以上ないし0.1g/kg、または早朝起床時第1尿で300mg/100ml以上の蛋白尿が持続する
2．低蛋白血症
　　血清総蛋白量：　　　　学童、幼児6.0g/100ml以下
　　　　　　　　　　　　　乳児5.5g/100ml以下
　　血清アルブミン量：　　学童、幼児3.0g/100ml以下
　　　　　　　　　　　　　乳児2.5g/100ml以下
3．高脂血症
　　血清総コレステロール：学童250mg/100ml以上
　　　　　　　　　　　　　幼児220mg/100ml以上
　　　　　　　　　　　　　乳児200mg/100ml以上
4．浮　腫
注：(1)蛋白尿、低蛋白（アルブミン）血症は、本症症候群診断のための必須条件である
　　(2)高脂血症、浮腫は本症候群診断のための必須条件ではないが、これを認めれば、その診断はより確実となる
　　(3)蛋白尿の持続とは3〜5日以上をいう

（厚生省特定疾患ネフローゼ症候群調査研究班、1974）

資料59　小児ネフローゼ症候群の診断基準

対象	総エネルギー (kcal/kg*/日)	タンパク質 (g/kg*/日) A	タンパク質 (g/kg*/日) B	食塩 (g/kg*/日)	水分 (ml/kg*)(ml)
1．乏尿(浮腫)期					
乳　児	70	1.0	3.0	0	30＋尿量
幼　児	50	0.8	2.5	0	25＋尿量
学　童	40	0.6	1.5	0	20＋尿量
2．利尿期					
乳　児	80	1.5	3.0	0.05	30＋尿量
幼　児	60	1.2	2.5	0.05	25＋尿量
学　童	50	1.0	1.5	0.05	20＋尿量
3．回復期					
乳　児	90	2.5	3.0	0.1	
幼　児	70	1.5	2.5	0.1	制限せず
学　童	55	1.2	1.5	0.1	
4．治癒(寛解)期					
乳　児	100	3.0	3.0	0.2	
幼　児	75	2.5	2.5	0.2	制限せず
学　童	55	1.5	1.5	0.2	

「腎疾患患者の生活指導・食事指導に関するガイドライン」（日本腎臓学会誌39:1-37,1997）から一部引用
A：急性腎炎症候群(急性腎不全を含む)，B：ネフローゼ症候群　※身長相当の標準体重

資料60　ネフローゼ症候群の食事療法

5 てんかん（epilepsy）

1 てんかんの定義と分類

　てんかん（epilepsy）は、「さまざまな原因で起こる慢性の脳疾患で、大脳神経細胞の過剰な放電からくる繰り返す発作（てんかん発作）を主な徴候とし、多種多様な臨床及び検査所見を伴う」と定義されている。診断においては特有の発作が繰り返し起こり、その発作症状を意味づける脳波異常が発作のない時にも記録できることなどが参考となる。脳は個々の神経細胞がネットワークをつくり、それぞれの細胞間は微小な電気（脳波）が流れることにより情報を伝達し処理を行うことによりその機能を発現しているため、誰しもてんかん発作を起こす素因を持っていると考えられている。てんかんはその原因により一次性のものと二次性のものに分類される。一次性のてんかん（原発性てんかん、特発性てんかん）として分類されるものは、その発症に生まれつきの素因が関係していると推測されているてんかんで、脳には、てんかん発作を起こす原因となる器質的な病変は認められないものである。一般的に予後がよいとされ、小児期に多く認められる。二次性のてんかん（続発性てんかん、症候性てんかん）は、出産時の障害（低酸素性脳障害、頭蓋内出血など）や頭部外傷、脳の奇形、脳炎や髄膜炎の後遺症など、脳に器質的な病変などがある場合に二次的にてんかんを発症したものを指し、通常は脳の器質的障害が重度（広範囲）な程、てんかん発作の症状も難治性になりやすい傾向があるとされている。

　てんかん発作は**資料61**のように大きく分けて、部分発作と全汎発作に分類される。部分発作は一側半球の限局した焦点から始まり、発作開始時には意識が保たれているか、あるいは変容するのみであるが、全汎発作は始めから両側半

Ⅰ．部分発作…一側半球の限局した焦点から始まる、発作起始時には意識が保たれているか、あるいは変容するのみ。
焦点性運動発作（単純部分発作）
自律神経発作
精神運動発作（複雑部分発作）

Ⅱ．全汎発作…両側半球が巻き込まれる、発作起始時から意識が喪失し、両側対称性の発作をきたす。
強直間代発作（大発作）
間代発作
強直発作
純粋小発作（定型欠神発作）
ミオクロニー発作
脱力発作

資料61　てんかんの分類と主な発作型

球が巻き込まれるため、発作開始時から意識を消失し、両側対称性の発作をきたす。以下にてんかんの主な発作型について概説する。

2 主なてんかんの発作型

(1) 部分発作

①焦点性運動発作（単純部分発作）

　意識が正常のまま身体の一部にけいれんが起る発作型である。体の一部にはじまり次第に全身に広がって行く（マーチ）場合は「ジャクソン発作」と呼ばれる。

②自律神経発作

　頭痛や腹痛のみの症状が発作性に認められるタイプである。自律神経をつ

かさどる間脳がこの発作に関与しているのではないかと考えられている。内臓に様々な症状が現れ、腹痛、頭痛、嘔吐、吐き気、発熱、動悸などが発作性に反復もしくは周期的に現れる。筋肉の動きや意識の障害が少ないため、内科的な原因による疾患や心身症と間違われやすく、脳波検査等によってはじめて明らかになる場合もある。

③精神運動発作（複雑部分発作）

急に同じ場所をぐるぐる回り始めたり、上肢を振り回す、うなり声を上げるなど、その場にそぐわない行動をしたりする。外見上はいかにも意識があるかのような行動を取るが、本人は（発作時の）そのことの記憶は全く無い（意識の減損）。病気の部位の多くは側頭葉という所にあり、側頭葉てんかんとも呼ばれている。

(2) 全汎発作

①強直間代発作（大発作）

小児にもっとも多いタイプの発作型である。発作開始時から意識消失とともに身体を硬くつっぱり（強直けいれん）、ついで四肢をガチガチ伸ばしたり曲げたりする（間代けいれん）全身発作を数分間きたし、その後眠ってしまう。多くの場合、2～5分以内に終る。目覚めるとまた普通の状態に戻る。

②純粋小発作（定型欠神発作）

意識だけが数秒～数十秒間なくなる発作である。手に持っている物を落としたり、名前を呼んでも気づかないことも多い。その時起立していても転倒したりせず、その間の記憶だけがないこともある。目を見開いたり、まぶたをピクピクさせたり、手足を急にピクッとするなど、多少の動作を伴う場合もある。

(3) 小児期に特徴的なてんかん症候群

　てんかんを含むある特別の徴候や症状を示す神経学的機能障害を呈するものをてんかん症候群と呼び、小児期に特徴的なものとしては点頭てんかん（infantile spasm）［ウエスト症候群；West syndrome］、レンノックス・ガストー症候群（Lennox–Gastaut syndrome）などがある。

①点頭てんかん（infantile spasm）［ウエスト症候群；West syndrome］

　生後4～7カ月に多く発症し、特異な発作型を示す。寝入りばなや目覚める時に、音にびっくりするように頭を前屈し、手足を伸展したり母親に抱きつくようにする瞬間的な発作を何度も繰返す（シリーズ形成）。特徴的な脳波所見（ヒプスアリスミア；多焦点性の波が重なっている不規則な波形の脳波）を示し、一般に難治性である。幼児後期には消失するか、後述のレンノックス・ガストー症候群に移行する場合もある。本症候群は脳炎や髄膜炎の後遺症として発症することもあり、放置しておくと精神機能の発達に大きな影響を及ぼすため、早期の治療が必要である。

②レンノックス・ガストー症候群（Lennox–Gastaut syndrome）

　2～3歳頃発病し数秒間ボーっとする非定型欠神発作、棒のように倒れる強直発作、腰くだけのようにその場に倒れ込む失立発作などの多彩な発作型を示す。難治性でウエスト症候群から移行することもあり、幼児後期から学童期に多く精神発達遅滞を伴う者が多い。

3 てんかん発作時の処置と対応

　強直間代発作（大発作）のような大きな発作が突然起きると周囲の人はびっくりするが、ほとんどの場合5～10分以内で自然に止まる。大発作などでは、

第6章 病弱、身体虚弱の原因疾患

　最初の強直期に20～30秒間呼吸を止め、チアノーゼが出現するが、次の間代期には通常呼吸は戻り、てんかん発作そのもののために、窒息したり舌を咬んで大けがをすることはない。

　発作の時に最も注意しなければならないのが、食物や吐物よる気道閉塞（窒息）である。口の中に食物が入っている時や嘔吐が見られそうな時には、右側臥位（右下の横向き）にし、顔を横に向けて気道閉塞を起こさないように注意する。口の中の食物（吐物）は、できるだけ口から出す。周囲の者も含め冷静に対応するよう心がけ、こわがったり騒いだりせず、身体をゆすったりもしない。発作の起きている間は薬や水などを飲ませたりしない。疾患に関する情報を持っている対象者の発作で、いつもの経過と同じで発作が数分で収まることがある程度予測できる場合には、あわてて救急車を呼ぶ必要はなく、ほとんどのてんかん発作は5～10分以内で自然に治まることが多い。

　一方、けいれん発作が30分以上続くか発作が断続してその間意識がない場合をけいれん重積（status epilepticus）と言い、全身性の強直間代発作（大発作）のけいれん重積では呼吸・循環障害をきたしてくるので、てんかんのけいれん発作に遭遇した場合には、落ち着いて対応する一方、常に救急搬送のタイミングを逃さない観察が必要である。いつもより発作が長いと感じた場合には迅速な対応が必要である。

　発作が起きた時には、どのように発作が始まったか（発作の起こり方）、どんな種類の発作か（強直性か、間代性か、欠神発作か、部分発作か等）、発作の持続時間、身体のどの部分から発作が始まったか、全身性か、局所性か、左右差はあったか、何をしている時に発作が起きたか（テレビを見ている時、遊んでいる時、仕事中、睡眠中、入浴中など等）を中心にの観察し、記録（記憶）しておくことが後の治療に役立つことが多い。

6 心身症 (psychosomatic illness)

　心身症とは一般に何らかの身体的症状があるにも関わらず、器質的な原因が明らかでないものであり、日本心身医学会では「身体疾患の中で、その発症や経過に心理社会的因子が密接に関与し、器質的ないし機能的障害が認められる病態をいう。ただし、神経症やうつ病など、他の精神障害に伴う身体症状は除外する。」と定義している。心身症は基本的には疾患概念ではなく、ある身体疾患の治療に関して心理社会的要因を考慮する必要がある状況を指すとされている。

　基本的には健康な人でも、例えば家族や友人などの身近な人に嘔吐下痢症などの症状が現われ、それを間近に見たりすることにより、自分も吐き気を感じたり、自分がその患者と食べた同じものが原因でないかと不安に感じたりするのはよくあることである。この様に、心理的な要因は身体に大きな影響を及ぼし、明らかな器質的な原因がなくても、実際に身体的な症状を引き起こすことは多い。特に慢性的な不安や緊張状態が大きい場合にはその傾向が大きい。日本心身医学会では心身症における心理的背景要因（**資料62**）を示し、身体面への不安の軽減、身体症状の軽減、慢性的な不安・緊張状態の軽減を心身症患児とその家族への対応の原則として推奨している（**資料63**）。

　患児は身体症状の悪化することを恐れて病院を受診し、例えば検査所見が陰性であることなどにより、健康上重大な疾患が無いことを医師に告げられるなど、医学的な安心を得ることにより徐々に症状が改善したり消失する場合もあるが、多くの場合においてその発症には多様な心理社会的な要因が関係しており、専門医による継続的なフォローアップや周囲の環境改善への介入が必要なケースも多い。

1　家庭要因
　1）家庭との関係：母親、父親　　（同胞、祖父母）
　　　チェックポイント：愛情障害の有無
　　　キーワード：心配していない、思っていてくれない、愛されていない
　2）保護者の問題
　　　チェックポイント：一方的態度（抑圧的、支配的、過干渉）
　　　　　　　　　　　　両親不仲
2　社会的要因
　1）友人との関係：嫌な友人、表面的に「親しい」友人
　　　チェックポイント：対等関係破綻の有無
　　　キーワード：やられている、合わせている、離れられない
　2）教師との関係：担任、部活顧問（その他の教師）
　　　チェックポイント：相互信頼関係破綻の有無
　　　キーワード：理解してくれない、分かってもらえない
　3）部活動チェックポイント：部活動の負担の有無（特に運動部）
　　　キーワード：きつい、疲れる、休めない
3　本人自身の問題
　1）発達面の問題
　　　チェックポイント：境界知能〜軽度精神遅滞、知能正常の広汎性発達障害、
　　　　　　　　　　　　注意欠陥多動障害、学習障害の有無
　2）性格傾向の問題
　　　チェックポイント：敏感、融通性なし、対人緊張、過剰適応

　　　　　　　資料62　心身症の心理的背景要因の要点

　　1．身体面への不安の軽減
　　　　1）必要最低限の検査の施行：身体疾患の除外
　　　　2）検査結果の十分な説明→患児、家族
　　　　3）病態生理に関する十分な説明→患児、家族、時に学校

　　2．身体症状の軽減
　　　　1）対症的薬物療法
　　　　2）症状に直接影響するような環境の調整

　　3．慢性的不安・緊張状態の軽減
　　　　1）心理的ストレス状況の解明
　　　　2）環境調整
　　　　3）心理療法

　　　　　　　　　　　　　　　　　　（日本小児心身医学会）
　　　　　　　資料63　心身疾患児とその家族への対応の原則

⑦ 重度・重複障害

1 重度・重複障害児と重症心身障害児（者）

　重度・重複障害児とは、学校教育法施行令第22条の3に規定される障害（視覚障害、聴覚障害、知的障害、肢体自由、病弱）を二つ以上併せ持つ者、発達的側面から、「知的発達が著しく、ほとんど言語をもたず、自他の意思の交換及び環境への適応が著しく困難であって、日常生活において常時介護を必要とする程度の者」、行動的側面から、「破壊的行動、多動傾向、異常な習慣、自傷行為、自閉症その他の問題行動が著しく、常時介護を必要とする程度の者」をいう（旧文部省；特殊教育の改善に関する調査研究会『重度・重複障害児に対する学校教育の在り方について』1975年）。近年、日本において、障害の重度・重複化および原因の多様化が大きな問題となっており、それに伴い重複障害学級在籍状況も**資料64**のように、1980年代中ごろより急激に増加していることがわかる。

　ところで医療の分野では重度の知的障害と運動障害を併せ持った者を「重症心身障害児（者）」という。この名称は昭和30年代初頭、日赤産院の小林提樹らにより、肢体不自由児施設や知的障害児施設への入所さえも困難な乳児院に措置されてくる非常に障害の程度が重い児童を規定する必要から生まれたとされている。1963（昭和38）年の旧厚生省次官通達では**資料65**に示すように「身体的精神的障害が重複し、かつ、重症である児童」と定義された。その後、1966（昭和41）年の定義改訂により、単独の障害をもつ者は重症心身障害児から除外され、満18歳以上の者も含めた形の定義となったため、成人になってからも児童福祉施設への入所が可能となった。

第6章 病弱、身体虚弱の原因疾患

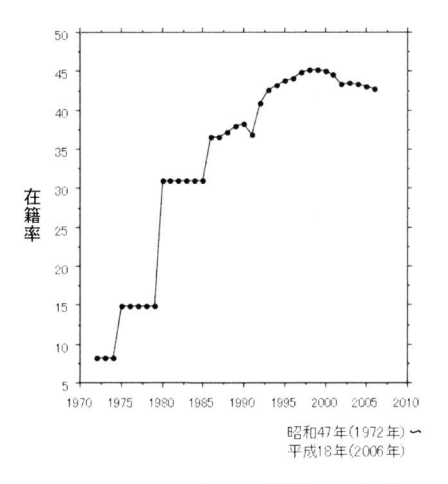

資料64　重複障害学級在籍状況の推移

（昭和38年7月26日）

定義：身体的精神的障害が重複し、かつ、重症である児童

重症心身障害児施設入所対象選定基準
1. 高度の身体障害があってリハビリテーションが著しく困難であり、精神薄弱を伴うもの。ただし盲またはろうあのみと精神薄弱が合併したものを除く
2. 重度の精神薄弱があって、家庭内療育はもとより高度の精神薄弱児を収容する精神薄弱施設において集団生活指導が不可能と考えられるもの
3. リハビリテーションが困難な身体障害があり、家庭内療育はもとより、肢体不自由児施設において療育することが不適当と考えられるもの

（昭和41年5月14日）

定義：身体的・精神的障害が重複し、かつ、それぞれの障害が重度である児童および満18歳以上のもの〔重症心身障害児（者）〕

資料65　重症心身障害児（者）に関する旧厚生省次官通達

　1967（昭和42）年には、児童福祉法の一部改正に伴い、重症心身障害児施設に入所させる児童を規定するなかで定義されることとなった（第43条の4）。**資料66**に示すこの定義が現在に至るまで有効的に使われている。
　1966（昭和41）年、旧文部省が組織して作った総合研究班は重症心身障害児

(昭和42年)

> 重症心身障害児施設は、重度の精神薄弱および重度の肢体不自由が重複している児童を入所させて、これを保護するとともに、治療および日常生活の指導をすることを目的とする施設とする

資料66　重症心身障害児施設に入所させる児童の定義（児童福祉法第43条の4）

身体障害度＼知能(IQ)	85以上 A 正常	85〜75 B 劣等	75〜50 C 軽愚	50〜25 D 痴愚	25以下 E 白痴
0　身体障害なし	1	2	3	4	5
I　日常生活が不自由ながらもできるもの	6	7	8	9	10
II　軽度の障害 制約されながらも有用な運動ができるもの	11	12	13	14	15
III　中等度の障害 有用な運動がきわめて制限されているもの	16	17	18	19	20
IV　高度の障害 なんら有用な運動ができないもの	21	22	23	24	25

※区分20、24、25が重症心身障害児。現在はB-Eの区分呼称は用いない。

資料67　旧文部省総合研究班による障害の区分

の系統的研究を開始し、**資料67**のような身体障害と知能障害の程度を5段階に分けた二軸からなる区分表を作った。さらに、総合研究班は、重篤な行動異常や視聴覚障害を有する者も重症心身障害児に含めることや、将来重症心身障害児に移行すると考えられる疾患においても考慮するべきであることを指摘し、**資料68**に示す身体障害の程度についての日常生活における具体例を示すなどして、より具体的で実際的な区分をすることを試みた。

　1971（昭和46）年に大島らは、知能と運動の障害程度を二軸にとって重症心身障害児（者）の分類を行った「大島の分類」を作成し、この分類は現在も汎

Ⅰ	日常生活が不自由ながらもできるもの 箸が上手に使えない。走るのが下手、飛べない、階段の昇降が不自由ながらできる。ボタンがはめられない、はさみがつかえない。
Ⅱ	軽度の障害、制約されながらも有用な運動ができるもの 跛行はあるが、歩ける。スプーンなどで食事ができる。自分で排尿・便ができる。
Ⅲ	中等度の障害、有用な運動がきわめて制限されているもの 座れる、這う、つかまるなどで移動できる。物を取ることができる。食物を握って食べることができる。
Ⅳ	高度の障害、なんら有用な運動ができないもの 臥床、座らせて支えると座れる。物を持たせると握る。ほとんど移動できない。自分では全く摂食できない。

資料68　身体障害程度の例示（旧文部省）

※区分1-4が重症心身障害児

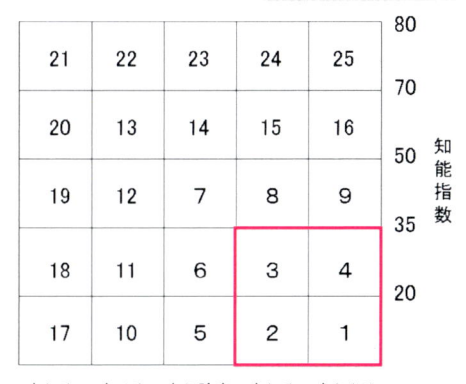

21	22	23	24	25
20	13	14	15	16
19	12	7	8	9
18	11	6	3	4
17	10	5	2	1

走れる　歩ける　歩行障害　座れる　寝たきり
運動機能

知能指数：80 / 70 / 50 / 35 / 20

資料69　大島の分類

用されている（**資料69**）。重症心身障害児（者）について、以上に概説した他にもさまざまな分類や定義がここ数十年の間になされてきたが、現在多くの研究や論文の中で重症心身障害児（者）を規定する場合においては、上記の旧文部省の定義または大島の分類が使用されることが多い。

重症心身障害児（者）の英語表記については、1995（平成7）年の重症心身障害学会において、「severe motor and intellectual disabilities（SMID）」が採択され、国際的な記述における標記が推奨されている。

　前述のように近年、日本において、障害の重度・重複化、原因の多様化が医療、福祉、特別支援教育等の関連領域で大きな問題点となっている。その背景に最も大きく関係してくるのが、障害者に対して行われる医療の進歩である。気管切開、レスピレーター（人工呼吸器）、栄養管理、感染症コントロールなどの医療の進歩は、疾病の死亡率を低下させる一方、最重度の障害者の増加をきたす原因となった。近年これら、日常的に濃厚医療、濃厚介護を生命維持のために要する小児を特に「超重度障害児（超重症児）」という概念で捉えるようになり、1996年からは保険診療に超重症児加算も認められるようになった。超重症児の正確な統計データは無いが、日本重症児福祉協会の超重症児実態調査では、毎年4月1日の措置入院中の超重症児数は1992年度の140名が1998年には361人、2003年には656人と著しい増加を示している（『重症心身障害療育マニュアル』第2版、医歯薬出版より）。

　上述したが、超重症児は寝たきり状態で、四肢麻痺、高度の知的障害を伴う。呼吸管理（気管切開、レスピレーター装着、O_2投与、ネブライザー、気管吸引など）や栄養管理（胃瘻、経管管理など）、体位交換、排泄介助など多くの濃厚な医療・看護・介護的介入を必要とし、コミュニケーションをとることは極めて困難である。主な原因としては先天性の奇形、奇形症候群、周産期の重度仮死、乳幼児期の溺水、窒息や心肺停止後などの低酸素性脳障害などの重度の脳障害によるものが多い。**資料70**に超重症児の判定基準を示す。

Ⅰ．運動機能：座位まで
Ⅱ．介護スコア
　　呼吸管理
　　　１．レスピレーター管理
　　　２．気管内挿管、気管切開
　　　３．鼻咽頭エアウェイ
　　　４．O_2吸入または$SaO_2$90％以下が10％以上
　　　　　（＋インスピロンによる場合）（加算）
　　　５．１回/時間以上の頻回の吸引
　　　　　（または６回/時間以上の吸引）
　　　６．ネブライザー常時使用
　　　　　（またはネブライザー３回/以上使用）
　　食事機能
　　　１．IVH
　　　２．経管、経口全介助（胃腸瘻、十二指腸チューブなどを含める）
　　消化器症状の有無
　　　姿勢抑制・手術などにもかかわらず内服剤で抑制できないコーヒー
　　　様嘔吐
　　他の項目
　　　１．血液透析
　　　２．定期導尿（３回/日以上）、人工肛門（各）
　　　３．体位交換（全介助）、６回/日以上
　　　４．過緊張により３回/週の臨時薬を要するもの
　　判定：Ⅰ＋Ⅱのスコアの合計25点以上＝超重症児とする

　　　　　（江草安彦 監修：重症心身障害療育マニュアル第２版 医歯薬出版, 東京（2005））

資料70　超重症児の判定基準（６カ月以上継続する状態の場合にカウントする）

2 重度・重複障害児への医療的対応

　重度・重複障害児でも、通学して教育を受けている者が多いが、病態が重篤で通学の為の移動が困難な場合には、家庭や医療施設などに教師を派遣して訪問教育が行われている。けいれん発作、上気道の閉塞、無呼吸、気道分泌物の除去、誤飲、誤嚥対策などの呼吸管理、筋緊張の軽減など、突発的な事故に対する配慮や日常的な医療的ケアを必要とする児童生徒は多い。

　平成16年には厚生労働省より、教員が盲・聾・養護学校において、たんの吸引、経管栄養、導尿のいわゆる「3行為」について、一定条件のもとに一部行うことが可能との見解が出された。具体的にはその処置を行うことが適切かどうかを医療関係者が判断し、なおかつ、具体的手順については最新の医学的知見と、当該児童生徒等の個別的状況を踏まえた医療関係者の指導・指示に従うこと、緊急時を除いては、教員が行う行為の範囲は医師の指示の範囲を超えてはならないこと、さらに実施する教員が当該手技に関する十分な研修指導を受けていること、保護者のインフォームドコンセントが得られていることなどが実施に先立ち必須事項と思われる。

key word
アレルギー、気管支喘息、アトピー性皮膚炎、食物アレルギー、単純性肥満、症候性肥満、メタボリック症候群、小児白血病、ネフローゼ症候群、てんかん、心身症、重度・重複障害児、重症心身障害児（者）

要約（サマリー）
- 抗原（アレルゲン）との接触によって様々な症状を引き起こすことをアレルギー反応という。
- 気管支喘息の発症には、ダニアレルギーが密接に関与している。
- アトピー性皮膚炎においてはスキンケアが重要である。
- 食物アレルギー児においては重篤な全身症状であるアナフィラキシーを起こすことがある。
- 小児の肥満は生活習慣病と密接に関係している。
- 小児の白血病においては心理的側面からの支援も重要である。
- ネフローゼ症候群の主な症状はタンパク尿である。
- てんかんの発作は全般発作と部分発作からなり、全般発作では発作開始時より意識が障害される。
- 心身症ではその発症に心理社会的要因が深く関与している。
- 近年、日常的に濃厚医療・介護を必要とする超重度障害児（超重症児）が増加している。

基本問題

- アレルギー反応とはどのようなものか説明しなさい。
- 小児の気管支喘息の特徴について述べなさい。
- アトピー性皮膚炎の児に対する学校での配慮事項について説明しなさい。
- 食物アレルギーにおける重篤な全身症状について説明しなさい。
- 小児の肥満と生活習慣病との関係について説明しなさい。
- 白血病児が退院後、復学する際の留意点について述べなさい。
- ネフローゼ症候群の診断上重要な主な症状について説明しなさい。
- てんかんの発作における部分発作と全般発作の違いについて説明しなさい。
- 心身症における心理的背景要因にはどのようなものがあるか説明しなさい。
- 超重度障害児（超重症児）の概念について述べなさい。

【参考文献】
- 宮本信也・竹田一則　障害科学の展開　第4巻『障害理解のための医学・生理学』明石書店（2007）
- 森川昭廣・西間三馨［監修］『小児気管支喘息治療・管理ガイドライン2005』協和企画（2005）
- 日本アレルギー学会アトピー性皮膚炎ガイドライン専門部会［監修］『アトピー性皮膚炎診療ガイドライン2006』協和企画（2005）
- 向山徳子・西間三馨『食物アレルギー診療ガイドライン2005』協和企画（2005）
- 日本小児アレルギー学会　食物アレルギー委員会・編『食物アレルギーによるアナフィラキシー学校対応マニュアル（小・中学編）』(2005)　http://www.iscb.net/JSPACI/
- 村田光範・浅井利夫『小児疾患生活指導マニュアル』南江堂（1998）
- 財団法人がんの子供を守る会『がんの子どもの教育支援に関するガイドライン』(2002)
- 五十嵐隆・鈴木洋通・丸茂健編「腎・泌尿器疾患診療マニュアル―小児から成人まで」日本医師会雑誌,第136巻・特別号(2)　生涯教育シリーズ73（2007）
- 「小児心身症対策の推進に関する研究」班編『子どもの心の健康問題　ハンドブック』平成14年度厚生科学研究費補助金（子ども家庭総合研究事業）(2002)　http://rhino.med.yamanashi.ac.jp

/sukoyaka/pdf/sinsin.pdf
- 江草安彦監・岡田喜篤・末光茂・鈴木康之編『重症心身障害療育マニュアル第2版』医歯薬出版(2005)

竹田 一則（たけだ かずのり）

1986年	筑波大学医学専門学群卒業
1986年	茨城県立こども病院医員
1988年	㈶筑波メディカルセンター病院救命救急部医員
1989年	筑波大学小児科医員
1990年	㈶筑波メディカルセンター病院小児科診療科長
1994年	筑波大学心身障害学系講師
1996年	筑波大学大学院博士課程医学研究科にて学位取得　博士（医学）
1997年	大塚製薬学術論文賞受賞
2001年	筑波大学心身障害学系助教授
2004年	国立大学法人筑波大学大学院博士課程人間総合科学研究科助教授
2007年	同　准教授
2008年	同　教授
2011年	国立大学法人筑波大学人間系教授

現在に至る

◇専門・研究テーマ：専門領域は小児内科学で、小児アレルギー学、障害科学が専門。最近の研究テーマはバイオマーカーを用いた障害児者のストレスの生理学的評価、障がいのある学生の修学支援など。

◇主な学会・社会活動：日本小児科学会（認定専門医）、日本アレルギー学会（認定指導医）、日本特殊教育学会（常任編集委員）、日本小児アレルギー学会、日本小児保健学会、日本小児神経学会。その他、文部科学省「障がいのある学生の修学支援に関する検討会」委員（2012）、内閣府障害者政策委員会専門委員（2012）など。

◇メールアドレス：takedak@human.tsukuba.ac.jp

肢体不自由児、病弱・身体虚弱児教育のための
やさしい医学・生理学

平成20年3月31日　初版発行
平成31年3月16日　第3刷発行
令和7年4月1日　オンデマンド版発行

- ■著　者　竹田　一則
- ■発行所　ジアース教育新社
- ■発行者　加藤　勝博

〒101-0054　東京都千代田区神田錦町1－23　宗保第2ビル
　　　Tel. 03-5282-7183
　　　Fax. 03-5282-7892
　　　E-mail : info@kyoikushinsha.co.jp
　　　URL : http://www.kyoikushinsha.co.jp/
　　　©Kazunori Takeda 2008, Printed in Japan

本文イラスト：上原まり
定価はカバーに表示してあります。
乱丁・落丁はお取り替えいたします。（禁無断転載）

ISBN978-4-921124-91-5